LILLI HOLLUNDER

SCHWANGER!

IM ZENTRUM MEINES
UNIVERSUMS WIRD'S ENG

Inhalt

»Projekt Baby« – ein Vorwort

Ich liebe Kinder. Ich liebe, liebe, *liebe* Kinder! Mist, das war einer zu viel. Jetzt wird's unglaubwürdig. Also eher so: Ich habe nichts gegen Kinder. Es gibt schon nette Exemplare und auch welche, die ich mag. – Ein paar. – Also, nicht viele. – Nur die, die mir im engsten Freundes- und Familienkreis wirklich nahestehen – und von denen auch nicht alle.

Es ist so wie mit allen Menschen, manche sind mir mehr, andere weniger sympathisch. Oder wie bei Hunden. Manche sind gut erzogen und andere haben wiederum ihre Herrchen so gut erzogen, dass sie dir zur Begrüßung ans Bein pinkeln dürfen.

Ja, okay, eigentlich mag ich keine Kinder.

Ich bin schon immer eine Frau gewesen, die in ihrem Leben stets gerne im Mittelpunkt und an erster Stelle gestanden ist. Heute, mit 33, bin ich schwanger. *Ich bin schwanger.*

Wenn ich in den ersten 31 Jahren meines Lebens über Kinder nachgedacht habe, kam mir immer ein Satz in den Sinn: »Habe ich mal ein Kind, dann ist mein Leben vorbei.«

Verrückt. Noch vor nicht allzu langer Zeit hätte ich diesen Satz nicht ohne Angst, Panik, Hilfeschreie, plötzliche Schweißausbrüche und erbärmliche Hechelanfälle herausbringen können.

Ich bin also der Überzeugung, dass mein Leben jetzt vorbei ist. Mein Leben, wie es einmal war. Dafür beginnt etwas vollkommen Neues. Ich gehe stark davon aus, dass mir das, was da kommt, gefallen wird. – Dafür sorgen dann hoffentlich auch die Hormone. Und dass ich es meistern werde, glaube ich auch.

Muss ich ja glauben. Sonst wäre diese Mission schon von vorneherein zum Scheitern verurteilt.

Aber niemand kann mir wirklich garantieren, dass ich diese neue Herausforderung und das Zurücklassen meines alten Ichs auch wirklich so lieben werde, wie es uns werdenden Müttern von unserem Umfeld immer aufgedrückt wird. »Jetzt beginnt doch erst das wahre Leben!« Ein

Und was war vor meinem wahren Leben als Mutter? Ein schwarzes Loch oder was?

Satz, den interessanterweise gerne mit Hormonen vollgepumpte und von Schlafmangel benebelte Mütter von sich geben.

Ich werde es hier jetzt *einmal* sagen, damit sich die Gemüter nicht gleich zu Anfang erhitzen. Dieses Kind, das derzeit in mir so groß ist wie eine Himbeere, habe ich mir von Herzen gewünscht, und ich werde es abgöttisch lieben und alles in meiner Macht Stehende tun, damit er oder sie ein glückliches Leben haben wird an meiner Seite. Das erwarte ich von mir. Ich freue mich unglaublich auf den kleinen Wurm. Aber es geht einem in Zeiten des Umbruchs oder, wie in meinem Fall, in Zeiten der Einnistung, halt auch vieles durch den Kopf. Also, wann immer es auf den nächsten Seiten ungemütlich ehrlich werden sollte, oder gar aus politischer oder gesellschaftlicher Hinsicht nicht ganz korrekt, behaltet das bitte im Hinterkopf.

Wir testen das Ganze jetzt mal, nur um auf Nummer Sicher zu gehen: Gerade habe ich die Schnauze gestrichen voll davon, zum fünften Mal in der Nacht aufzustehen, um auf die Toilette zu gehen. So, Hinterkopf, jetzt kommt dein Einsatz: Auch, wenn Lilli die Schnauze voll hat, zum fünften Mal in der Nacht auf Toilette zu gehen, freut sie sich mehr als alles andere auf ihr Baby. Sie wird es über alles lieben und alles in ihrer Macht Stehende tun, damit er oder sie ein glückliches Leben haben wird etc., etc.

Hier sind wir jetzt bei folgendem Problem angekommen, was sich in etwa folgenden Dialogen widerspiegelt:

Sobald eine Mutter oder eben jemand wie ich, eine werdende Mutter, etwas äußert, das in irgendeiner Weise Zweifel oder etwas Negatives am Projekt Kind darstellt oder gar zynisch klingt, rücken Freunde und Bekannte (= Umfeld) an und wollen einen tunlichst wieder auf die rechte Bahn bringen.

Ich: »Ich werde meine wunderschönen Brüste vermissen. Nach dem Stillen werden da nur noch zwei ausgelutschte Hautlappen hängen, verdammt.«

Umfeld: »Ach, das ist doch dann nur noch zweitrangig. Außerdem weißt du doch auch, wofür du es gemacht hast.«

(Ich: Ich mag aber meine Brüste. Und wenn das Kind mich erst mal doof und peinlich findet oder aus dem Haus ist, werde ich noch eine ganze Weile alleine mit den beiden Hautlappen verbringen müssen.)

Ich: »Och, Mann, ich will auch ein Glas Rotwein! Das ist gemein, ich vermisse Alkohol! Und von der Käseplatte darf ich auch nichts!«

Umfeld: »Was stellst du dich an? Das ist doch 'ne absehbare Zeit, oder hast du etwa ein Problem?«

(Ich: Nein, kein Problem. Ich bin Genussmensch! – Immer dieses Rechtfertigen …)

Bevor ich an dem »Projekt Baby« anfing zu arbeiten. Okay, hier ist ein »wir« angebracht. Also, bevor mein Mann René und ich anfingen, an unserem »Projekt Baby« zu arbeiten, steckte ich 33 Jahre lang jede Energie und jeden Gedanken in das »Projekt Lilli«. Ich machte dabei so viele Überstunden, die Gründung eines Start-ups ist nichts dagegen. Viele unendliche Meetings, ausgefochtene Kämpfe, Milliarden Fragen, auf die es nie Antworten gab, zu viele versenkte Ideen und keine sinnvolle Exit-Strategie später, aber auch mit einigen lustigen Geschichten und erfolgreich abgeschlossenen Projekten im Gepäck, konnte ich eigentlich fast immer behaupten, mir treu geblieben zu sein und mich zu mögen. Und ist es nicht eines der wichtigsten Dinge im Leben, dass man in den Spiegel blickt und sagt: »Hey, du! Ja, du! Du bist cool.«? Das gelingt vielleicht nicht jeden Tag. Aber irgendwann ist jeder von uns so weit, dass man exakt weiß, was einem an einem selbst gefällt und was nicht, und somit auch, was man möchte und wie man sein Leben gestalten will.

Diese Lilli, unfertig und fehlerbehaftet – in den Augen ihrer Familie der nervigste Mensch auf der Welt –, aber meistens fröhlich und zufrieden mit sich, wird an einem Montagmorgen auf ein Stäbchen pinkeln. An diesem Morgen wird eine neue Geschichte für Lilli beginnen. Von einer Sekunde auf die andere wird sie in eine ihr bisher noch unbekannte Welt katapultiert. Eine Welt, von der ihr vorher niemand die wirkliche, ungeschminkte Wahrheit erzählt hat. Eine Welt, in der jeden Tag Tausende von Veränderungen und Verboten und Ängsten auf sie einprasseln werden und versuchen, sie und ihre Strukturen ins

Alt und neu unter einen Hut zu bringen, sich vielleicht sogar hintanzustellen und die Bühne mit einem neuen Protagonisten zu teilen, das sollte das Abenteuer meines Lebens werden …

Wanken zu bringen. Und nicht selten wird sie da stehen, in den Spiegel blicken und eine Fremde sehen. Immer wieder wird sie an den Punkt kommen, sich ganz neu kennenlernen zu müssen. Doch auch die alte Lilli will nicht zurückgelassen werden.

Vorspiel

Vorsicht! Kinderplanung ist nichts für Angsthasen.
Erst mal muss Mr. Right um die Ecke kommen und
auch bleiben. Wenn er dann der Mann an deiner
Seite ist, sollte es auch klappen. Die Betonung
liegt auf SOLLTE. Tja, und dann heißt es: Zähne
zusammenbeißen und durch – und gaaaanz wichtig:
Immer schön locker bleiben.

Die Mitwirkenden in der Reihenfolge ihres Auftretens

Schon in meiner Zeit auf dem Gymnasium gingen bei einigen Mädchen die Hormone durch, sobald sie ein Neugeborenes erblickten. Ich erinnere mich an meine Freundin Alena, die, als sie meine kleine Nachzügler-Schwester in den Armen schaukelte, von nichts anderem mehr sprach. Das Ganze gipfelte dann in: »Ich will auch ein Baby.« Was erst mal beiläufig dahingesagt klang. In etwa so, wie wenn man einen süßen Hundewelpen sieht und dann unbedingt auch einen Hund will. Wir anderen – gute Freundinnen, die wir waren –, versuchten Alena und ihre erste Sinnkrise, in die sie sich bugsiert hatte, ernst zu nehmen und sprachen ihr Mut zu. »Du wirst schon irgendwann Mama sein. Du musst halt noch ein bisschen warten. Aber nicht mehr lange. Du bist doch schon fast 14!«

Meine Freundin so zu sehen, war höchst befremdlich und ich verspürte Mitleid, hatte sie doch offensichtlich den Verstand verloren.

In meinen Zwanzigern war ich dann erst mal unterwegs auf intensiver Suche nach mir selbst. Ich hätte mal besser versuchen sollen, Krebs zu heilen, das wäre sicher um einiges sinnvoller und weniger frustrierend gewesen.

Hätte ich es mir damals aussuchen dürfen, wäre meine Welt eine Kopie von *Sex and the City* gewesen. Darin ich – natürlich als Carrie –, zwar nicht als Journalistin, sondern als schwer gefragte Schauspielerin: Ein Filmprojekt folgte dem anderen. Ein

Die Realität in meinen Zwanzigern sah hingegen leicht anders aus, viel weniger glamourös und sexy. Eher harte Schule.

heißer Kollege löste den nächsten ab. Und abends würde ich meinen Freundinnen, die mindestens genauso gut aussahen wie ich – vielleicht doch nicht ganz so gut –, davon erzählen, wie ich mit besagten Kollegen nach der Arbeit noch mal den »Text durchgegangen« wäre. Ihr versteht ...

Nach drei Jahren Festanstellung in einer deutschen TV-Seifenoper ergatterte ich jetzt hie und da mal ein, zwei Drehtage, in denen ich die Freundin der Freundin der Freundin der Hauptrolle spielen durfte. Auf anspruchsvolle Texte wie: »Hi, freut mich, dich kennenzulernen«, oder: »Gerade war er doch noch hier« – in Klammern: Schulterzucken, Seufzen, aus dem Bild gehen – folgte die Arbeitslosigkeit. Also machte ich viele verschiedene kleine Jobs, um meine Miete bezahlen zu können, und hoffte auf einen Anruf meiner Agentin, dass sie mit einem neuen Engagement oder zumindest einem Casting um die Ecke kam. Das Telefon blieb allerdings meistens still.

Auch mit den Männern lief es schleppend. Nachdem mich mein langjähriger Freund verließ, weil er sich in seine Arbeitskollegin verliebt hatte, eine gut aussehende, erfolgreiche Sportreporterin – da wird mir heute noch schlecht –, begann ich mit dem wilden Partyleben. Und zu einer Nacht im Club gehörte ein bisschen Knutschen natürlich dazu. Aber für mehr oder ein Gehen-wir-zu-dir-oder-zu-mir? war ich jedoch – anders als in meinen *Sex and the City*-Fantasien – viel zu schissig. Manchmal sah man sich trotzdem wieder, auf einen Kaffee oder ein Glas Wein. Meistens aber war das gegenseitige Interesse so begrenzt, dass man es bei einem Cappuccino beließ und weiterzog.

Enge männliche Freunde allerdings wurden »für mehr« ausprobiert. Wir hatten uns ja immer super verstanden, viel Zeit miteinander verbracht und waren einander vertraut. Vielleicht würde das ja auch für eine gemeinsame Zukunft reichen, selbst wenn die Schmetterlinge im Bauch erst mal ausblieben. Waren die nicht eh ein Klischee? Also endete einer dieser Nachmittage, die man, wie schon oft, zusammen verbracht hatte, ausnahmsweise nicht mit einer Verabschiedung, sondern albern und kichernd bei einem unbeholfenen Sexversuch im Bett.

Was soll ich sagen? Man hätte es lieber bei der Freundschaft belassen sollen. Höflich wie ich war und bin, bedankte ich mich anschließend für den schönen Tag, während ich meine Jeans wieder anzog und betete, der Reißverschluss möge dieses Mal nicht klemmen, damit ich nur schleunigst hier rauskam. Noch peinlicher wurde es, wenn der Kumpel dann zum Abschied noch mal zärtlich die Arme um mich legte, mich küsste und mir mit einem tiefen Blick in die Augen sagte: »Das war schön. Dann sehen wir uns? Morgen?«

Ich wollte ihm antworten: »Es hat sich angefühlt, als hätte ich meinen Bruder geküsst. Ich mag dich, aber ich glaub, ich muss kotzen.«

Wieder höflich sagte ich: »Ja, gerne. Wir gucken mal. Lass uns schreiben.« Ein paar Tage vergingen, in denen sich keiner bei dem anderen meldete. Und nach ein paar Wochen ging man wieder über zum Freunde-Sein und tat so, als ob das alles nie passiert wäre.

In der Zwischenzeit kamen meine alten Schulfreunde langsam im geregelten Arbeitsleben an. Mit ihren Partnern wurde eine Wohnung gesucht, und nicht selten zog schließlich auch das erste Kind ein. Ich dagegen machte dem Begriff »orientierungslos« alle Ehre. Eines Morgens, okay, eines Mittags schaute ich bei einem Frühstück im Bett zum tausendsten Mal eine Folge von *Grey's Anatomy*. Dabei kam mir die Idee, meine Arbeitslosigkeit endlich mal sinnvoll zu nutzen. Also googelte ich die Nummer vom nächstgelegenen Krankenhaus und ließ mich zur Personalabteilung durchstellen. Eine Bewerbung und ein Vorstellungsgespräch später fing ich als Pflegepraktikantin auf einer Bauchchirurgischen Abteilung an.

Noch bevor die Patienten ihr Frühstück bekamen oder der Arzt zur Visite vorbeischaute, musste ich sie aus ihren Betten heben, sie waschen, ihre Bettpfannen leeren, Gebisse reinigen, Betten in den OP schieben und die Decken frisch beziehen.

Meine Schicht in der Klinik begann jeden Tag um 5.30 Uhr. Wohl eher jede Nacht. Das war für eine Künstlerin, deren Job es war, auf den Anruf ihrer Agentin zu warten, natürlich brutal.

Noch nie hatte ich so hart körperlich gearbeitet. Was sich jedoch als weitaus größere Herausforderung für mich herauskristallisierte, war, die Menschen in ihrem Leid zu sehen. Blut, offene Bäuche, nach außen wachsender Brustkrebs, Körperflüssigkeiten in den unterschiedlichsten Konsistenzen, Farben und Aromen – das war alles fies, aber daran gewöhnte ich mich schnell. Und wenn nicht, dann zwang ich mich halt, nur durch den Mund zu atmen.

Aber Menschen ans Bett gefesselt zu sehen, die sich doch noch in der Blüte ihres Lebens befanden und eigentlich über Blumenfelder laufen sollten mit ihren Lieben an der Hand oder herumtollen mit ihren süßen, kleinen Kindern – das war, was mich in MEINE erste Sinnkrise stürzte.

Unser menschlicher Körper, der immer schön zu gehorchen hatte, den man straff und sexy halten sollte, den andere begehrten, der einen durch alle Abenteuer dieser Welt trug, er war, wie ich hier erschüttert erkennen musste, kaputtbar. Und wenn er nicht mehr wollte oder nicht mehr konnte, tja, dann hatte man die Arschkarte.

Es waren diese ersten Wochen im Krankenhaus, in denen ich Menschen begegnete, die vielleicht ein gebrochenes Bein hatten, und anderen, die langsam ihren Kampf gegen den Krebs verloren. All das zwang mich zum Umdenken. Bisher war ich für jede Party zu haben gewesen, wäre von jedem Boot in jedes noch so tiefe Blau gesprungen, hatte jeden Monat ein neues Land vor Augen, in das ich gerne mal auswandern wollte.

Plötzlich wurde mir klar, dass auch in meinem Leben eine Sanduhr ihren Sand langsam und schleichend hergab. Ich stellte mir das erste Mal die Frage: Worum geht's eigentlich?

Wenn ich jetzt behaupten würde, dass das der Moment war, in dem ein riesiger Kinderwunsch in mir aufflammte, der meinem Leben von jetzt an endlich mehr Sinnhaftigkeit verleihen sollte, dann würde ich lügen. Ganz im Gegenteil. Mir wurde klar, dass ich was aus meinem Leben *machen* wollte. Dass ich es in vollen Zügen *genießen* wollte. Mit mir. Ich habe ja gesehen, wie schnell der Spaß vorbei sein konnte. Das Wort »Ich« sollte deshalb an oberster Stelle stehen. Und: Ich würde jede Entscheidung ab sofort so treffen, dass ich besten Gewissens meinem Spiegelbild in die Augen schauen konnte. Regelmäßig würde ich mich fragen: Liebe Lilli, wie geht's dir, was willst du, wie kann ich dich glücklich machen?

So begann ich ein Studium, drehte nebenbei mal mehr, mal weniger, zog für einen Job von Köln nach Berlin und nach Absetzen der Serie wieder von Berlin nach Köln.

Und nach all dieser Zeit kam ich mit dem Mann meiner Träume, mit René, zusammen. Unsere Beziehung war eine von null auf hundert. Obwohl, ganz so richtig ist das nicht. Einige Jahre zuvor – ich befand mich gerade zu Beginn meiner Zwanziger als aufsteigender Stern am Seifenopern-Himmel – trafen wir uns in einem Club. Eine Freundin hatte mit seinem Freund geflirtet, Nummern mit ihm ausgetauscht und dabei auch an mich gedacht. »Mega-süßer Typ! Und sein Freund, der mit den blonden Strähnchen, steht auf dich! Ich habe uns zum Playstation-SingStar-Abend verabredet.« Zu der Zeit war ich zwar vergeben, schaute mir den Typen aber mal trotzdem an.

Aus einer lockeren Partybekanntschaft wurde ein Freund und aus einem Freund meine große Liebe. – Hätte René sich jedoch nicht von seinen blonden Strähnchen verabschiedet, wären wir wohl sieben Jahre später niemals zusammengekommen.

Nach langem Vorlauf wussten René und ich dann irgendwann einfach, dass wir zusammengehörten. So bezogen wir nach nur wenigen Wochen Beziehung eine gemeinsame Wohnung und kurz darauf folgte mein Umzug nach Hamburg, weil er dort als Fußballtorwart künftig die Bälle aus dem Netz des Hamburger Sportvereins fischen sollte. Das gelang ihm auch hin und wieder ziemlich gut. Wenn ihr aber jetzt von mir hören wollt, dass spätestens mit René mein Wunsch, Mama zu sein, mehr und mehr wuchs, muss ich euch erneut enttäuschen. Kinder gehörten zu einer Beziehung für mich definitiv dazu. Ich will ja nicht in Einsamkeit sterben. Nur, auch jetzt, mit Ende 20, war ich noch nicht so weit. Ich liebte es, egoistisch zu sein, mal eben für vier Monate in eine andere Stadt zu ziehen, um Theater zu spielen. Oder spontan von Hamburg nach Berlin rüberzufahren, um mit einem meiner besten Freunde, ebenfalls Schauspieler, Lip-Synch-Partys in seiner Küche zu feiern, dabei lustige Instagram-Videos zu machen und viel zu viel Sekt zu trinken.

Trotz fester Beziehung und einem gemeinsamen Alltag fragte ich mich regelmäßig, ob ich nicht doch lieber frei wie ein Vogel sein wollte. Warum nicht in den nächsten Flieger auf eine Mittelmeerinsel steigen, um dort ein wildes Hippie-Leben zu führen? Das Ganze unterschied sich nie allzu sehr von meiner *Sex and the City*-Fantasie. Es war eine Fantasie.

Außerdem war und bin ich verrückt nach René. Manchmal liebe ich ihn so sehr, dass ich denke, es würde mich um den Verstand bringen. Gott, ich klinge anstrengend, wenn ich das so lese. Aber ich wusste immer, dass ich in René den Mann an meiner Seite gefunden hatte und dass er genau dort auch bitte bleiben sollte.

Freiheit und Familie waren für mich immer schwer vereinbar. Aber René hat mir geholfen, die zwei Herzen, die in meiner Brust schlagen, anzuerkennen und zu feiern.

Ich fand also Wege mit ihm, meine Kreativität, die mich gerne mal nachts aus dem Schlaf riss und an den Computer zwang, meine Verspieltheit und all die verrückten und oft bescheuerten Ideen, die mir in den Sinn kamen, in unserer Beziehung zu leben. René ist sicher oft genervt gewesen von all den Hirngespinsten, die seine Freundin mit im Gepäck hatte. Aber im Großen und Ganzen liebt er nach wie vor wohl genau das an mir und ist mein größter Unterstützer. Und so folgte nach fünf Jahren Beziehung der Heiratsantrag, der mich sehr glücklich machte.

René war schon immer ein Familienmensch. Ein Typ, der gerne viele Konstanten in seinem Leben hat. Und so war es nicht verwunderlich, dass schon gleich am Anfang der Beziehung das Thema »Kinder« aufkam. Hinzu kam, dass er in seiner Fußballwelt noch einer der wenigen ohne Nachwuchs war. Klar, die Lebensplanung ist in dieser Branche schneller vollzogen, da bei Top-Spielern das Gehalt auf dem Konto stimmt. Außerdem führen Fußballer nicht selten ein Nomadenleben. Da ist es angenehm, in dieser umtriebigen, schnellen Welt Frau und Kinder als Anker immer dabei zu haben. Aber auch in seinem Freundeskreis außerhalb der Branche fielen die Babys nur so vom Himmel. Schöne Metapher, Lilli!

Was also für die meisten Paare ein romantisches Thema war, stresste mich gewaltig.

Ich war natürlich glücklich für die anderen werdenden Eltern, aber die Gefühlsausbrüche, die sie sich von mir erhofften, weil sie jetzt ein Baby erwarteten, konnte ich ihnen nicht geben. Daher perfektionierte ich meine gespielte Reaktion so sehr, dass es den werdenden Müttern die Tränen des Glücks in die Augen trieb. Es geht so: Erst ein kleiner, entzückter Schrei, dann die Hände vor das Gesicht

> *Ich verspürte einen solchen Druck, dass ich richtig antibabyhaft wurde. Wann immer mir Freunde oder Bekannte eröffneten, dass sie ein Kind erwarteten, musste ich die von mir erwartete Reaktion faken.*

schlagen, und anschließend noch eine ungläubige Frage stellen. So was wie: »Jetzt echt?« Dann schnell umarmen, damit man weiterem Blickkontakt aus dem Weg gehen konnte. Easy.

Die Einzige, die sich nicht von mir hatte täuschen lassen, war meine große Schwester Sara. Sie kennt mich einfach zu gut. Als ich ihr gerade stolz von meinem erfolgreich abgeschlossenen Kolloquium berichten wollte, stand sie mit glühenden Wangen vor mir und klaute mir nicht nur meinen großen Moment, sie versetzte mir auch einen Riesenschock. Doch der Tag hatte ja kommen müssen. »Lilli, ich bin schwanger, ich kann es gar nicht glauben!« – Äh, ich auch nicht. Schnell schluckte ich, versuchte mein eingefrorenes Gesicht zu beleben und setzte an, um meinen geübten Fake-Schrei von mir zu geben. Was allerdings rauskam, klang mehr, als wäre ich gerade in einen Seeigel getreten.

Ich verlor meine große Schwester, meine beste Freundin an ein aufmerksamkeitsheischendes, immerzu hungriges und kackendes Wesen. All ihre Liebe würde sie nun ihrem Baby geben – wo würde ich denn da bitte bleiben?

Ich freute mich ehrlich für sie und meinen Schwager. Die beiden hatten es so lange versucht und sich nichts sehnlicher gewünscht. Aber was würde das für mich bedeuten?

Keine spontanen Weinabende mehr, überhaupt, kein Spontan mehr. Wenn ich sie künftig anrufen würde, weil ich sie ganz dringend brauchte, dann würde sie mich abwimmeln, weil sie sich *kümmern* müsste, oder noch schlimmer, sie würde gar nicht ans Handy gehen.

Neun Monate später kam mein erster Neffe auf die Welt. Ich verbrachte die erste Nacht bei meiner Schwester im Krankenhaus. Der frisch geschlüpfte Kleine schlief auf mir. Ich hatte Sara gesagt, sie solle ihn mir geben, damit sie sich nach der Geburt ein wenig ausruhen könne. Das war natürlich gelogen. Ich wollte mit ihm kuscheln. Er war so süß, so winzig und roch so unverschämt gut. Nach einer Weile Haut an Haut schwitzte er ein klein wenig. Babyschweiß. Unfassbar niedlich. Sein Ohrläppchen war so weich, dass ich es kaum spürte. Die Grimassen, das leise Schmatzen, das er im Schlaf machte, brachten mich zum Grinsen. So ein kleines Wunder. – Dann fing er an zu heulen und hörte nicht mehr auf. Ich sagte meiner Schwester, sie müsse sich erholen, und brachte Felipe für ein paar Stunden auf die Babystation. – Das war gelogen. ICH musste mich erholen.

Ich entwickelte mich trotzdem zur Mustertante. Sara und ich wohnen zwar fast 500 Kilometer auseinander, aber wir waren sehr hinterher, die Beziehung zwischen dem Baby und mir auch über die Entfernung hinweg zu stärken. Wann immer es ging, sprach ich mit dem Kleinen also über Facetime am Telefon: »Wo ist die Tante? Daaa. Wo ist die Tante? Daaa.« Ebenfalls war mir wichtig, dem Jungen auch gleich noch ein bisschen Allgemeinbildung mit auf den Weg zu geben. »Wie macht der Indianer?« Und so schlugen wir jeder die Hand vor den Mund und jaulten dabei vor uns her.

Ich vermisste das kleine Kerlchen oft und versuchte meinen Neffen regelmäßig zu besuchen. Das war schön. Es war aber auch schön, danach wieder nach Hause zu fahren. Nach ein paar Tagen bei Saras Familie, manchmal auch nur nach ein paar Stunden, war ich am Ende meiner Kräfte. Das alles bestärkte mich in meinem Vorhaben, meine Beine an gewissen Tagen im Monat noch für eine Weile, eine lange Weile, eine ganz lange Weile, schön fest zusammenzuhalten.

Überhaupt, wann immer das Thema Kinder bei René und mir wiederaufkam, brachte ich meine üblichen Argumente an: Zweisamkeit genießen, Karriere vorantreiben. Ich bin doch selbst noch ein Kind. Es ist doch komisch, wenn Kinder Kinder kriegen, meinst du nicht? Lass uns erst noch mal ein paar Reisen machen, das geht dann irgendwann nicht mehr.

Ich gehörte eben zu den Menschen, die die Augen verdrehten, wenn im Restaurant neben mir quietschende, laute Kinder meine tiefschürfenden Gespräche unterbrachen. Noch schlimmer waren die, die im Flugzeug in derselben Reihe oder hinter oder vor mir saßen – oder sich überhaupt im Flugzeug aufhielten und mit größter Wahrscheinlichkeit in Kürze mit einem Turbulenzen auslösenden Geschrei anfingen. Insgeheim dachte ich mir dann immer: Was haben Kinder überhaupt im Restaurant zu suchen? Und müssen die denn in dem Alter schon fliegen? Die hätten doch sicher auch Spaß im Auto auf dem Weg zur Nordsee. – Tja, wie sagt man so schön? Karma is a bitch. Ich lass euch wissen, ob sich all diese Gedanken mal rächen werden.

Eines Tages bemerkte dann aber auch ich einen Funken Sehnsucht nach einem klitzekleinen Abbild von mir. Von mir und René, meine ich. Denn auch in mir schlummerte ein Kümmer-Gen: Was mir nicht etwa aufgefallen war, wenn ich meinen schnuckeligen Neffen anschaute. Erst beim Anblick meiner beiden süßen und über alles geliebten Hunde wurde mir eines Tages klar, dass ich langsam, sehr langsam, so weit war, mich auch um etwas Menschliches kümmern zu wollen.

Schließlich einigten René und ich uns darauf, dass wir nach unserer Hochzeitsfeier in Italien damit anfangen wollten, *es* zu versuchen. Somit hatte ich also 31 Jahre und einen Monat Zeit gehabt, mich mit dem Gedanken ans Mutter Werden anzufreunden. Ein gutes Alter, um die Pille abzusetzen – und sein Leben zu beenden.

Ob ich, wenn ich damals schon geahnt hätte, dass Kinderproduktion alles andere als leicht und selbstverständlich ist, doch schon früher damit angefangen hätte? Wahrscheinlich nicht. Aber dass die Aktion ein Mädchen, das sich immer als cool und entspannt wähnte, auch einmal so fertigmachen würde, darauf wäre ich im Leben nicht gekommen …

Dieser verdammte Kinderwunsch

Nach 12 Jahren mit der Pille kam der Tag, an dem ich die letzte Packung leerte. Jetzt konnte es losgehen. Ich war bereit zu empfangen. René und ich wollten es jedoch nicht forcieren, sondern weiter locker bleiben und das Leben entscheiden lassen. Und schon gar nicht, also ich meine wirklich – schon gar nicht – wollte ich zu einer dieser Frauen werden, die auf alles draufpinkelten, was das Apothekerregal hergab.

Temperaturen messen, die richtigen Vitamine schlucken, das beste Gemüse essen und den Mann von der Arbeit zur Arbeit herbeizitieren. Eine Horrorvorstellung.

Ich wollte locker und entspannt schwanger werden. Ja, das sagte ich bereits. Aber das war mir wirklich wichtig! Wenn es passieren sollte, dann passierte es, und in der Zwischenzeit verfolgte ich meine Karriere und genoss mein Leben. Nach dem Pille-Absetzen war mein Zyklus in Stein gemeißelt: Beste Voraussetzungen. Und so begaben René und ich uns gemeinsam auf die »Befruchtungs-Reise«:

»Okay, dann fangen wir jetzt also an.« Nachdem das aufgeregt und kichernd geklärt war, wurde das Thema aber wieder beiseitegeschoben. Manchmal vergaßen wir sogar, dass es im Raum stand. Wir vertrauten darauf, dass wir schon irgendwann erfahren würden, wenn es geklappt hätte. Wurde es dann doch mal Thema, gingen wir mit einer herrlichen Naivität und großen Experimentierfreude an die Sache. So erfand René zum Beispiel eine spezielle Empfängnistechnik, die vielleicht auch Fabian Hambüchen große Freude machen würde: Er streckte meine Beine in eine Kerze, hob mich an meinen Fußgelenken hoch und schüttelte mich gut durch, um die Schwerkraft zu unterstützen. Wir lachten uns gemeinsam kaputt. Irgendwie bescherte uns dieser Kinderwunsch einen zweiten Frühling. Jedesmal »danach« stellten wir uns vor, dass wir gerade unser erstes Baby gezeugt hatten, und sinnierten über unsere Zukunft zu dritt. Nur, die Monate vergingen und nichts passierte.

Doch, etwas passierte schon: das allmähliche Nachlassen der ach so tollen Lockerheit. Ich lud mir eine App runter, um ungefähr zu wissen, wann mein Eisprung sein würde, gefolgt von: »Hey Schatz, wie sieht's nachher bei dir aus? Hast du Lust?« Zwinker, zwinker ... Noch lachten wir.

Immer öfter aber fühlte ich in mich hinein. War das etwa ein Ziehen in meinem Unterleib?

Endlich war ich überfällig. Eine Woche. Es könnte also geklappt haben. Im Supermarkt mit einem Mozzarella in der Hand bekomme ich eine gewaltige Panikattacke. Darf ich Mozzarella überhaupt noch essen? Und: Will ich überhaupt ein Kind und was soll ich jetzt nur tun? Ich rief meine Freundin Jessy an, die mir rät, ruhig zu bleiben und ein paar Tests im Drogeriemarkt zu kaufen. Zitternd befolgte ich ihren Rat. Selten war ich so nervös.

Was war nur los mit mir? Wo ist die ach so coole Lilli geblieben, wenn man sie mal braucht, und warum machte ich mir gerade so in die Hose? Ich wollte das alles doch ganz entspannt angehen, und jetzt wusste ich nicht mal, auf was ich hier hoffte.

Viele Gläser Wasser, ein wenig Pipi und vier Tests später war ich auch nicht schlauer als vorher. Alle Tests waren negativ, aber noch immer keine Periode. Ich ging die Checkliste durch: Brüste? Unauffällig. – Laune? Sagen wir mal, komplex, wie immer halt. – Gelüste? Nö. – Übelkeit? Gott sei Dank, nö. Einen Tag später merkte ich beim Joggen plötzlich eine altbekannte Wärme in meiner Unterhose. Ich nahm es wahr und wusste nicht, ob ich jetzt erleichtert oder enttäuscht sein sollte.

Ist schon okay, sagte ich mir, dann war das halt die Probe für den Ernstfall. Und der würde sicher bald eintreten.

Wie auch die zuverlässige Wiederkehr meiner Periode lief meine Karriere wieder an. Die letzten Jahre war dies eher schleppend der Fall gewesen. Und anstatt raus in die Welt zu gehen und anzugreifen, hatte ich mich zu Hause versteckt und mich mehr darauf konzentriert, René in seinem Job zu unterstützen. Jetzt aber war ich wieder dran. Ich ging wieder mehr auf Veranstaltungen, schrieb Caster an, machte neue Fotos und wechselte das Management. Die Mühen zahlten sich aus. Immerhin flatterten kleine Rollen in Serien wie *Alarm für Cobra 11* oder *Der Lehrer* herein. Außerdem wurde ich zu einem Theater-Vorsprechen eingeladen und bekam die Rolle. Jetzt nahm ich Fahrt auf. Schon ein paar Monate später folgten zwei größere Engagements in internationalen Serien. In einer von beiden, einer US-Fantasy-Abenteuer-Serie, spielte ich die Böse. Mit spitzen Ohren und vorbereitendem Kampf-Training ging ein Traum in Erfüllung! Einen Monat drehte ich in Belgrad und konnte mein Glück gar nicht fassen. Ich genoss den beruflichen Aufwärtstrend.

Gab's die schon immer so viel oder fielen die mir erst jetzt auf? Immer häufiger riefen Freunde an, um mitzuteilen, dass sie Eltern werden würden. Meine eingeübten Fake-Reaktionen, die ich früher aus Trauer um den Verlust meiner Feierschwestern und Trinkbrüder vollführte, nutzten mir jetzt, das immer stärker werdende Stechen in meiner Brust zu kaschieren.

Auf anderer Ebene dagegen passierte nichts. Gar nichts. Wo immer ich aber in den nächsten Monaten hinblickte, sah ich Schwangere oder Frauen mit Babys.

Und dann kam, was kommen musste: Eines Vormittags fand ich mich in einer Apotheke wieder und kaufte spezielle Messstäbchen, die mir helfen sollten, den Zeitpunkt meines Eisprungs einzugrenzen. Ich log mir selbst ins Gesicht. Von nun an wollte ich also jeden Morgen auf so ein Ding pinkeln? Nicht etwa, weil ich lieber heute als morgen Mutter werden wollte. *Natürlich nicht.* Sondern aus reinem Interesse. Ich tat das nur, um meinen Körper besser kennenzulernen. Schließlich wäre es ja nicht schlecht zu wissen, wann die richtige Zeit während des Zyklus' sei. Renés und mein Leben war hektisch und unbeständig. Wir waren oft und viel unterwegs, da wäre es schon besser, wenn man zumindest ungefähr, also ganz grob, wüsste, wann man spontan Sex haben sollte. Jeden Morgen hielt ich also so ein Stäbchen in den Strahl. Eine Woche am Stück blinkte mich dann ein lachender Smiley an. Aber er sollte doch am Tag des Eisprungs nicht blinken, sondern stillstehen, oder? Die Dinger verwirrten mich mehr, als dass sie mir halfen.

Doch auch weiterhin geschah nichts. Jeder hatte von den Paaren gehört, bei denen es mit dem ersten Kind gedauert hat. Nur hatte ich nie gedacht, dass es uns einmal betreffen würde. Ich ging zum Arzt. Nur aus Interesse, ihr wisst schon. Mein Zyklus war zwar regelmäßig. Aber fand denn ein Eisprung überhaupt statt? Waren alle Hormone da, wo sie sein sollten? Die Ergebnisse des Blutlabors kamen und mit ihnen die Erleichterung. Alles in Ordnung.

In der Zwischenzeit war meine sehr gute Freundin Camilla schon einige Schritte weiter. Bei einem gemeinsamen Abendessen verzichtete sie auf ihren sonst so geliebten Bellini-Aperitif. Uns allen war es sofort klar … Nur, Camilla war ein paar Jahre jünger als ich.

Und: Camilla und Albin lebten in wilder Ehe seit bestimmt zehn Jahren zusammen. – Oh Gott, worüber dachte ich hier nach, was wurde nur gerade aus

Alle, die ab jetzt schwanger wurden, waren – natürlich – jünger als ich. Ich freute mich sehr für sie. Ganz ehrlich. Aber ich war doch diejenige, die verheiratet war und die Reihenfolge brav eingehalten hatte.

mir? Natürlich hatte Heiraten nichts mit Kinderkriegen zu tun. Wer war diese Frau, die auf einmal die merkwürdigsten Gedanken hatte? Also, ich freute mich *wirklich* für sie, ehrlich. Aber gleichzeitig tat es so weh. Sicher konnte Camilla mir meine Enttäuschung ansehen.

Meine eigene, stetig wachsende Frustration verhinderte in den folgenden Monaten, dass ich an Camillas Schwangerschaft teilhaben konnte. Sätze, die sie anderen Freunden gegenüber sagte, wie:»Ich glaube, ich war noch nie so glücklich«, bekam ich nicht ein einziges Mal zu hören. Camilla war feinfühlig und wollte mir nicht wehtun. Deswegen schonte sie mich – ohne dass wir je über das Problem gesprochen hätten. Mein dämlicher Kinderwunsch trieb also jetzt schon einen Keil zwischen mich und meine Freundin! Langsam, aber sicher waren René und ich die Letzten im gesamten Freundeskreis, die noch kinderlos waren. Das war lange unsere bewusste Entscheidung gewesen. Aber dass es so lange dauerte, bis es auch bei uns klappte, damit hatte ich wirklich nicht gerechnet.

Die Monate vergingen. René hatte sich in der Zwischenzeit auch medizinisch durchchecken lassen. Zu diesem Zweck hatten wir eine Kinderwunschklinik aufgesucht. Eigentlich wollten wir nur sichergehen, dass seine Soldaten auch froh und munter waren. Nachdem die Ärztin uns das bestätigt hatte, steckten wir aber direkt drin in der Maschinerie.

»Es gibt viele Möglichkeiten, jetzt weiter vorzugehen. Ich würde vorschlagen, wir behandeln Sie, Frau Hollunder, mit Clomifen. Das ist ein Medikament, das die Reifung der Eizellen fördert, und wenn Sie das fünf Tage genommen haben, machen wir noch mal einen Ultraschall und dann folgen zwei Injektionen, die den Eisprung auslösen. Dann haben Sie an zwei Tagen Geschlechtsverkehr und wer weiß, vielleicht sind Sie in einem Monat schon schwanger, und wenn nicht, dann wiederholen wir dieses Vorgehen in den nächsten Zyklen. Unterschreiben Sie hier.«

Wir hatten nie darüber gesprochen, schon nach sechs Monaten erfolgloser Babyproduktion solche Wege einzuschlagen, fühlten uns beide aber so überrumpelt, dass wir unsere Unterschrift unter den Behandlungsvertrag setzten.

Ich, die Frau, die in Sachen Kinderwunsch entspannt bleiben wollte, fand sich eines Abends im Badezimmer wieder, setzte sich eine Spritze in den Bauch und forderte ihren Mann auf, ins Bett zu kommen.

Furchtbar. Das fand auch mein Frauenarzt, der mir – immer noch nicht schwanger – ein paar Wochen später einen Vortrag darüber hielt, wie unnötig es sei, bei einem perfekt funktionierenden Zyklus reinzupfuschen und Medikamente zu nehmen. Ich hörte auf ihn und schmiss die Clomifen-Schachtel in den Müll.

Über 30 und verheiratet. Das waren die besten Voraussetzungen dafür, dass das Thema Kinderwunsch nicht ausschließlich in den eigenen vier Wänden stattfand. Fragen prasselten nur so von allen Seiten auf uns ein: »Und, wann seid ihr mal dran?« – »Wann legt ihr mal los?« – »Wie sieht es bei euch aus?«

Sobald ich einen Pickel mehr im Gesicht hatte, wurde mir sofort unterstellt: »Bist du schwanger?« Wenn ich einmal zu viel gähnte oder keine Lust auf ein Glas Wein hatte: »Kann es sein, dass du schwanger bist?« Und dann auch noch diese ganzen ungebetenen Ratschläge. Sollte ich mich ernsthaft dafür bedanken? »Ihr seid aber auch viel unterwegs! Fahrt doch mal in den Urlaub und macht da ein Baby.« – Gute Idee. – »Lilli, es liegt sicher daran, dass du zu viel Sport machst.« Das war einer meiner Lieblingskommentare.

Den mit Abstand kreativsten Tipp zum Kindermachen möchte ich euch nicht vorenthalten: »Ihr müsst einfach nur locker bleiben.« Eine eiskalte und herzlose Person wie ich – also eine, die sich über Kinder in Flugzeugen aufregte und Restaurants schätzte, bei denen Kinder draußen bleiben sollten – wäre sicher die ganze Zeit über locker geblieben. Doch sobald die Entscheidung gefallen war, ein Kind zu zeugen, setzte ein massiver Druck von allen Seiten ein und mir zu.

Mit den wirklich bescheuerten Ratschlägen kam ich klar, sie waren nicht das Schlimmste. Das Schlimme an dieser Scheißsituation war, unabhängig von der Scheißsituation an sich, der bereits erwähnte Keil. Camilla war ich von Beginn ihrer Schwangerschaft an keine gute Freundin gewesen, sie konnte ihr Glück nicht mit mir teilen. Es tat weh mitanzusehen, dass wieder einer meiner engsten Menschen an mir vorbei in ein neues Leben zog. Dabei ging es nicht um eine Art Wettbewerb.

Wie schön wäre es aber gewesen, das zusammen zu erleben! Verständlicherweise wandte sie sich jetzt Freundinnen mit Kindern zu, einfach, weil sie einander besser verstanden. Trotzdem fühlte es sich so an, als würde ich alleine draußen bleiben müssen. Als wäre dieses leidige Thema an sich nicht schon blöd genug, es isolierte einen auch vom Freundeskreis. Anfangs bekamst du noch aufmunternde Worte zu hören, dann schwieg man das Thema einfach tot. Was gab es auch zu sagen?

Tick ... tack, tick ... tack

Und dann tauchte tief in meinem Inneren eine Stimme auf. Erst ganz leise. Ich konnte sie lange ignorieren und auf Stumm stellen. Doch sie wurde lauter. Und immer lauter. Bis sie sich schließlich, klammheimlich, in mein Bewusstsein geschlichen hatte und mich von nun an, wo immer ich hinging, begleitete.

Stimme: »Was ist, wenn es NIE klappt?« Ja was ist dann eigentlich? Würden René und ich diese Krise überstehen? Wären wir trotzdem in der Lage, ein glückliches, erfülltes Leben zu führen?

Und was geschah hier eigentlich gerade mit mir? War das ein Scherz der Natur, dass ich, Lilli Hollunder, bekennende Hedonistin, Liebhaberin von Freiheit und spontanen Tequila-Partys, plötzlich an nichts anderes mehr dachte, als an das Aufeinandertreffen ihrer Eizelle mit Renés Soldaten? Das konnte doch nicht wahr sein. Wollte mein Instinkt wirklich so dringend den Fortbestand der menschlichen Art sichern? Es gab doch mehr als genug unserer bekloppten Art! Oder war ich eben doch nur ein trotziges Kind? Je weiter das von mir Gewollte in die Ferne rückte, desto mehr wollte ich es haben? Was und wie immer es auch war, langsam, aber sicher ging es an die Nerven. Und an unsere Beziehung. Am Anfang war es lustig und aufregend. Ein neues, spannendes, gemeinsames Abenteuer. René erinnerte mich daran, schön jeden Tag die Folsäuretabletten zu schlucken und ich ihn an die Nussmischung für starke Spermien. Fassen wir zusammen: Das Babythema brachte einen ganz neuen Wind in die Beziehung. Wir waren wie frisch verliebt und bereit, dieses Gefühl mit dem nächsten Schritt zu besiegeln. Aus dem Wind wurden wenige Monate später immer stärker werdende, unberechenbare Böen. Unsere Nerven lagen blank, Zickereien und Streit waren auf dem Vormarsch. Oft gerade dann, wenn mein Frauenarzt mir nach einem inneren Ultraschall mit Augenzwinkern für die nächsten zwei Tage viel Spaß wünschte.

Wie sollte man aber bitte Sex haben, wenn man sich gerade wegen irgendwelcher belanglosen Sachen stritt, wie zum Beispiel den Wäschehaufen in der Ecke?

»Ich räum's ja später weg, verdammt!« Oder, weil ich mich kurz im Ton vergriffen hatte.

So verkroch sich jeder auf seine Seite des Betts und hoffte, dass der Sturm rasch vorüberzog.

Kindermach-Profis genug, um die miese Stimmung beiseitezuschieben und zum Terminsex überzugehen, waren wir beide definitiv nicht...

Was aber noch viel schlimmer war als die rauen Winde, war die Windstille. Die kehrte danach ein. Man kann es nicht mit Resignation vergleichen. Es war mehr ein immerwährendes Traurigsein, das zwischen uns stand und uns auseinandertrieb. Jeder konzentrierte sich auf seinen Job und machte sein Ding. René beendete in jenem Sommer seine Karriere als Profifußballer. Was die Zukunft bringen würde, wussten wir beide nicht.

Bei mir lief es beruflich nach wie vor gut. Mein Blog wurde von einem großen Online-Magazin publiziert, ich drehte nicht viel, aber regelmäßig und entwickelte die Idee für einen Podcast. Grundsätzlich durfte ich behaupten, dass alles zu der Zeit großen Spaß machte. Na ja, wenn nicht... Ach, ihr wisst schon.

Um einen kleinen Break und damit Abstand von unserem Kinderwunsch zu gewinnen, begaben wir uns für drei Wochen auf einen Road Trip in Richtung Südfrankreich. Französisch sprechen, gutes Essen, schöne Landschaften und jede Menge Rotwein waren genau das Richtige, um auf andere Gedanken zu kommen. Morgens hatten wir keine Ahnung, was der Tag bringen mochte, beziehungsweise, wohin die Reise gehen sollte. Wir fühlten uns endlich mal wieder unbeschwert, jung und frei. Weit weg von ernsten Themen. Unser einziges Problem: In welchem romantischen Bergdorf wollten wir am Abend einkehren? In der letzten Woche unserer Reise crashten wir dann den Urlaub meiner Schwester. Sara und Juanito hatten mit Freunden ein Haus in Grasse gemietet. Wir kochten zusammen, spielten Tennis, Karten und Party-Spiele, schwer unter der Gürtellinie. Tranken noch mehr Wein, lachten und machten gemeinsame Ausflüge nach Cannes und Nizza.

Eines Mittags zogen sich alle zu einer Siesta zurück. Nur René, unser dreijähriger Neffe Felipe und ich lagen am Pool und starrten in den Himmel. Es war ein heißer Tag und die Grillen veranstalteten ein angenehmes Live-Konzert. Felipe lag in ein Handtuch eingemummelt neben René. Der sonst so quirlige Kleine starrte ihn an und schien über irgendetwas zu grübeln. Plötzlich sagte er: »Onkel René?« – »Ja, Pulli?« – »Du bist ein Superheld.« Dann drehte er sich weg und döste ein wenig. Es war so süß und gleichzeitig zerriss es mir das Herz. Nur zu gut konnte ich mir vorstellen, was diese Worte mit meinem Mann machten. Eine halbe Stunde später wurde Felipe von seiner Mama zum Mittagessen zitiert. Wir blieben zurück und meine Vorahnung bestätigte sich: René fing bitterlich an zu weinen. Er ist schon immer ein Mann gewesen, der zu seinen Gefühlen steht und keine Scham hat, diese auch zu zeigen. So hatte ich ihn aber noch nie gesehen. Alle Dämme einer tiefen Trauer brachen. Ich wusste, dass meinen Mann dieser verdammte Kinderwunsch mitnahm, dass er aber so unendlich traurig darüber war, hatte ich nicht erahnt.

Zwischen seinen Tränen rang er um Worte: »Ich kann das nicht mehr. Ich will nicht mehr mit Kindern von anderen in den Urlaub fahren. Ich will auch Papa sein.« Wie gern hätte ich ihm seinen Schmerz genommen. Mein Herz war so schwer und mein

Gehirn blockiert. Ich setzte mich zu ihm und nahm ihn in den Arm. Mir fiel nichts, aber auch gar nichts ein, was ich in diesem Moment sagen konnte. Wie denn auch? Schließlich fühlte ich ja dasselbe. Mehr noch: Wut, Enttäuschung, Trauer, Verzweiflung, Scham mischten sich in meiner Brust zu einem erdrückenden Cocktail. Warum konnte diese Kackbefruchtung nicht einfach klappen, damit endlich dieses Gefühl, dieser Zustand wegging? Ich hatte keine Lust mehr auf die andauernde Schwere. Wie konnten das andere Paare nur aushalten?

Zurück in Mainz packten wir unser Kisten und zogen wieder nach Hamburg. René begann ein Studium bei der UEFA und war dafür mal hier eine Woche in London, dort eine in Amsterdam, Paris, New York und so weiter. Als Fußballexperte stand er des Weiteren für verschiedene Sender vor der Kamera. Ich hatte mich immer auf die Aussicht gefreut, nach der aktiven Karriere meines Mannes endlich mehr gemeinsame Zeit mit ihm verbringen zu können. Keine Sechs-Tage-Wochen mehr. Endlich ganz normale Samstage und Sonntage. Wie andere Paare durch die Stadt bummeln, Freunde treffen, einen Ausflug machen und bei Familienfesten nicht immer ohne Begleitung und das fünfte Rad am Wagen sein. Unser neuer Alltag jedoch war ernüchternd. René war mehr unterwegs denn je. Und so rückte auch das Projekt Kind in immer weitere Ferne. Was mich total deprimierte, gab René neue Energie.

Nach einem saftigen Streit – das kam inzwischen fast wöchentlich vor – erklärte er mir, dass er endlich mal wieder richtig Spaß hätte an seinen neuen Aufgaben und es total genösse, so viel unterwegs zu sein. – Weg von mir, schlussfolgerte ich. – Er wollte jetzt die nächsten Jahre richtig Gas geben, sich mit allem, was er hatte, in den neuen Lebensabschnitt werfen. Das Thema Kind wäre für ihn erst mal durch. Zumindest für die nächsten ein, zwei, drei Jahre. Erstmal durch! Hatte ich erwähnt, dass ich 33 war? Ich merkte, dass es sinnlos war, darüber zu diskutieren oder meine Sicht der Dinge darzulegen. Nicht schon wieder Stress machen, jetzt nicht, sagte ich mir und schluckte es runter. Er war so entschlossen, in die Zukunft zu gehen und sich voll auf den Job zu konzentrieren, dass ich es mit der Angst bekam. Was, wenn er mich auf seine Reise nicht mitnehmen würde?

Nach so viel Streit und Frustration sah ich meine einzige Chance für unsere Beziehung darin, René ziehen zu lassen. Mir blieb auch nichts anderes übrig, wir hätten uns in diesem Kapitel unserer Beziehung sonst immer weiter verloren.

Die Einladung zu der ZDFneo-Talk-Show von Laura Karasek kam da genau richtig. Sie sollte Ende Juli in Frankfurt aufgezeichnet werden. *Frankfurt.* Das war ein Zeichen. Eine Freundin hat mir von einem dort praktizierenden Arzt erzählt, ein Internist und gleichzeitig noch spezialisiert auf »spirituelle Psychologie«. Was auch immer das sein sollte. Lena war bei ihm gewesen, weil auch sie und ihr Mann Michael an ihrem Kinderwunsch fast verzweifelt wären. Obwohl bei beiden medizinisch betrachtet alles gut war, wollte es auch bei ihnen einfach nicht klappen. Mehrere künstliche Befruchtungsversuche und ein Haufen Eheprobleme später begab sich Lena bei besagtem Arzt in Behandlung. Und siehe da, nach nur zwei Terminen klappte die nächste künstliche Befruchtung.

Klar, dass sie auf den Arzt schwor. Einen Versuch war es also wert. Als ich aus dem Taxi stieg, verglich ich die Adresse im Internet gleich mehrfach mit dem Straßenschild, vor dem ich jetzt stand. Hier sollte diese Praxis sein? Ich befand mich in einem Wohnviertel am Frankfurter Stadtrand. Kein Mensch auf der Straße. Aber das Klingelschild sagte, dass ich eindeutig richtig war. Eine ältere Frau begrüßte mich an der Rezeption und bat mich, ein paar Papiere auszufüllen. Dann wurde ich in ein Sprechzimmer mit einer Untersuchungsliege und einem schweren, dunklen Holzschreibtisch samt Ledersessel gesetzt. Es wirkte alles andere als clean und aufgeräumt. Vielmehr ähnelte das Ganze einem Privatbüro.

Dr. N. betrat das Zimmer. Ein kleiner, gut genährter Mann mit weißen Haaren. Sympathisch oder nicht? Ich war noch unentschlossen. Er ging direkt ans Eingemachte:

»Erzählen Sie vom Verhältnis zu Ihrer Mutter. – Und wie sieht's mit Ihrem Vater aus? – Was, Sie haben Hunde? Ah, da haben wir dann also ein Autoritätsthema mit Ihrem Vater. – Wie steht's mit Sex bei Ihnen und Ihrem Mann? – Also zu viel Sex ist nicht gut. Bei jedem Verkehr entweicht Ihnen wieder ein bisschen mehr Ihrer Lebensenergie. – Was denken Sie, kommt nach dem Tod? – Ach wirklich? Das glauben Sie? Also, das ist ja völliger Quatsch! Reinkarnation. Das ist das Einzige, was es gibt.«

Mein Gehirn begann schon nach wenigen Minuten der Befragung zu qualmen.

»Oh, mit Ihrem Partner haben Sie damals aber richtig Mist gebaut. Uiuiuiuiui. Oh, das wird nicht einfach. Sie können schon

Aber wir waren noch lange nicht fertig. Der Arzt erklärte mir jetzt anhand meines Sternzeichens, was ich im vorherigen Leben alles verbockt habe.

schwanger werden. Eines Tages. Aber, uiuiui! Da müssen Sie aber erst mal ordentlich an sich arbeiten.« Ich sollte – ganz einfach – nur meinen kompletten Charakter ändern und verbessern: Ich wolle immer Fülle. Das sichere Nest mit René auf der einen Seite, Freiheit auf der anderen. Nie war auch nur irgendetwas genug.

Hm, erwischt. – Geduld und Demut solle ich lernen. Nichts leichter als das.

Dann wurden noch einige Tests gemacht. Meine Zehen wurden mit irgendeinem Licht-Dingsda fotografiert, meine Blutkörper unterm Mikroskop angeguckt. Dann haute er mir noch unendlich viele Nadeln in meinen Kopf, meine Ohren, in mein Gesicht. Schließlich wurde der Mettigel, den er aus mir gemacht hatte, ins Wartezimmer geschickt, wo ich einen homöopathischen Fragebogen von rund 100 Seiten ausfüllen sollte: Wie fühlen Sie sich bei Gewitter? In welcher Position schlafen Sie? Wie fühlen Sie sich, wenn Sie einen Rollkragen tragen? Juckt Ihre Rosette? Wann juckt Ihre Rosette?

Lena hatte erzählt, dass sie, als sie die Praxis nach dem ersten Termin verlassen hatte, endlich mal wieder positiv gestimmt war. Sie wusste in diesem Moment einfach, dass es mit einem Baby klappen würde, und verspürte das erste Mal seit Langem wieder Hoffnung. Als ich die Tür des Taxis nach über drei Stunden in der Praxis hinter mir schloss, ging es mir so ähnlich. Nur ohne das Positive und anstelle von Hoffnung jede Menge Verzweiflung, Schuldgefühle und Aussichtslosigkeit.

Ich war mir jetzt sicher: Dass wir niemals ein Baby haben würden, lag an mir. Und wusste jetzt auch, dass ich in meinem letzten Leben wie auch im jetzigen ein richtig, richtig schlechter Mensch war.

Ich kämpfte damit, die Tränen zumindest noch auf dem Weg ins Hotel zurückzuhalten. Auf meinem Zimmer rief mich René an. Er wollte wissen, wie der Termin gelaufen war. Nachdem ich sein Trommelfell ungefähr drei Minuten mit hysterischem Schluchzen malträtiert hatte, trat er den Rückzug an und verabschiedete sich. Macht nichts, ich war eh nicht in der Lage, auch nur ein deutliches Wort herauszubringen, und hatte jetzt auch keine Zeit für ihn. Ich wollte mich voll und ganz auf den Zusammenbruch meines Lebens konzentrieren. Ich schrie mit allem, was ich hatte, meinen Schmerz heraus.

Meine Augen schwollen zu, Rotze lief mir gefühlt aus jeder Pore, meine Stimme versagte und rote Flecken zierten mein Gesicht. Supervoraussetzung, um zwei Stunden später als Gast in einer Fernsehsendung aufzutreten. Am Set gaben die Maskenbildnerinnen alles. Die Moderatorin und die anderen Talkgäste, ein Mann mit einer Alibi-Agentur und eine junge Autorin, die über ihre offene Beziehung geschrieben hatte, machten alle einen netten Eindruck.

Nett genug, um ihnen gleich nach dem Händeschütteln mein ganzes Drama des heutigen Tages zu erzählen. Erst vor der Sendung, dann mit einem Bier in der Hand nach der Sendung. Ich machte vor nichts und niemandem halt. »Hi, ich bin Lilli. Freut mich, dich kennenzulernen. Bei meinem Mann und mir klappt es einfach nicht mit 'nem Baby. Der Arzt hat aber gesagt, dass ich erst ein besserer Mensch werden muss und in meinem vorherigen Leben eine miese Bitch war. Und du bist?« Erstaunlicherweise konnte ich Fremden meinen Seelenmüll besser aufladen als den mir Nahestehendsten. Es war befreiend. Und so nutzte ich die Gelegenheit und redete bis spät in die Nacht.

Zurück in Hamburg, gestärkt mit den Ratschlägen meiner neuen guten Freunde, war ich wieder optimistischer. Und trotzig. Was wusste dieser alte Mann schon? Schließlich war er Arzt und kein Gott.

Aber ich pickte mir einige Anregungen aus dem traumatischen Termin heraus, mit denen es sich vielleicht leben ließ: Bewusstseinsübungen. Jede Stunde sollte ich tief einatmen und dabei denken: In der Ruhe liegt die Kraft. Und nach dem Ausatmen: Friede sei mit dir. Außerdem trug ich die Rezepte, die mir Dr. N. geschickt hatte, und geschätzt 400 Euro in die Apotheke, um mich von nun an mit allen möglichen homöopathischen Kügelchen, Ampullen und Tabletten vollzustopfen. Wenn ich schon so viel Geld für diesen Beratungstermin ausgegeben hatte, würde ich mir zumindest diesen Teil zu Herzen nehmen.

Zweieinhalb Wochen praktizierte ich mittlerweile die Übungen und schluckte die unzähligen Medikamente. Irgendwann nahm mich René beiseite, schlang die Arme um mich und sagte: »Kleine, ich finde wirklich, seit du bei diesem Arzt warst, bist du echt anders. Irgendwie netter.« In der Ruhe liegt die Kraft, Friede sei mit dir, dachte ich und wiederholte diese Glaubenssätze schnell zwei weitere Male.

Was für ein Monster musste ich nur vorher gewesen sein? Wie hatte dieser arme Mann sich nur in mich verlieben können? Atmen, Lilli, atmen! Ich sagte nichts und konzentrierte mich darauf, René den Frieden zu wünschen, den er verdient hatte. An diesem Abend holte ich ein paar High-Heels raus, zog einen ultraschicken Rock an und so gingen wir in ein angesagtes Sushi Restaurant, um unseren achten Jahrestag zu feiern. Diesmal übersprangen wir den Wein und starteten die Nacht gleich mit einer Runde Cocktails. Doch bei einer Runde sollte es nicht bleiben…

Weitere zwei Wochen später. Ein gewöhnlicher Tag im Hause Adler-Hollunder. Nach einer morgendlichen Hunderunde und einer Portion Porridge mit Beeren begab ich mich in den Drogeriemarkt, um einen Großeinkauf zu machen. Wo war noch mal das Klopapier? Ich hatte Probleme, mich zu konzentrieren. Offensichtlich waren es gestern Abend doch ein paar Gläser warmer Sake zu viel gewesen. Eine Freundin war über Nacht zu Besuch gewesen, und es gab viel zu besprechen. Schließlich hatte sie gerade eine Trennung und eine Affäre hinter sich und jetzt einen neuen Mann in ihrem Leben. Und da es bei mir nach acht Jahren Beziehung und momentan ausbleibenden Schauspiel-Engagements nichts zu erzählen gab, hörte ich zu und trank vor mich hin. Nachdem ich alle wichtigen Dinge zusammengesucht hatte, der Einkaufswagen schon überquoll und ich auf dem Weg zur Kasse war, kam mir eine Idee. Vielleicht sollte ich noch einen Schwangerschaftstest mitnehmen? Ich war zwar nur einen Tag überfällig und spürte auch sonst keine Anzeichen für eine Schwangerschaft. Im Gegenteil, vor ein paar Tagen erst hatte ich noch eine kleine Schmierblutung gehabt, die fast jeden Monat meine Periode ankündigt. Und auch meine Brüste werden in der zweiten Zyklushälfte immer ein bisschen praller, das war also nichts Neues. Ich würde ihn eh nicht benutzen, aber es wäre ja gut, so ein Ding in der Schublade zu haben. Ich ging also los und beförderte eine Doppelpackung in den Wagen. Zu Hause angekommen, platzte mir fast die Blase. Die volle Einkaufstüte schmiss ich in die Ecke und packte, bevor ich ins Gästeklo sprintete, schnell noch die Packung mit den Tests. Wenn ich eh schon mal hier war, konnte ich auch ein Stäbchen drunterhalten. Die Gebrauchsanleitung knüllte ich zusammen und versenkte sie im Müll, ich wusste ja, wie es geht ...

Dieses Mal legte ich das Stäbchen lässig auf die Fensterbank und ging auf meine Instagram-App. Was für eine miese Angewohnheit. Instagram auf dem Klo. Ich blieb bei den Stories hängen. Oh, Caro Daur war

So viele Male hatte ich schon auf einen Test gepinkelt und das Stäbchen anschließend mit so stark klopfendem Herzen angestarrt, dass es mir fast zu den Ohren rausgehüpft wäre.

gerade mal wieder in Mailand, weiter, weiter, nächste, nächste ... So saß ich da und vergaß die Zeit. Zehn Minuten später fiel mir der Test wieder ein. Im Ergebnisfeld war ein Plus zu sehen. Aha. Ich legte es wieder weg. – Stopp mal! Ein Plus? Ein Plus? Normal war da doch ein Minus?! Wieder nahm ich den Stab in die Hand und schaute noch einmal darauf. Ich musste mich verguckt haben. Ein Plus. Eindeutig.

Also kramte ich die Gebrauchsanleitung wieder aus dem Müll, las und glich die abgebildeten Bilder mit der Realität ab. Wieder und wieder. Und wieder. Na ja, es war schon ein Plus. Ein irgendwie blasses Plus, aber ein Plus. Zweieinhalb Jahre habe ich gewartet und mir den Kopf zerbrochen. In zweieinhalb Jahren habe ich mir diesen Moment unzählige Male vorgestellt. Und jetzt soll es so plötzlich, von der einen auf die andere Sekunde also passieren? Ein Wimpernschlag. Einmal Pipi machen und ein paar Minuten auf Instagram surfen. Und zack, da ist es, das Plus. Trotz Blutung?

Nachdem ich realisiert hatte, dass es nach all dieser Zeit des Wartens nun endlich geklappt haben könnte, dass der Moment, den ich mir Hunderte Male in meiner Fantasie in den verschiedensten Formen ausgemalt habe, nun anscheinend eingetroffen war, schoss mir eine einzige Frage durch den Kopf: Und was jetzt?

Alles, was vorher passiert war, schien plötzlich unendlich weit weg. Ich war nicht mehr die Alte und würde es auch nie wieder sein. Vergangenheit bekam eine ganz neue Bedeutung. Denn das Einzige, was in diesem Moment zählte, war die Zukunft. Und die stand vor mir wie ein Riesenberg, den es zu erklimmen galt. Aber wie? Keine Ahnung.

Hätte dieser Augenblick in einem Theaterstück stattgefunden, so wäre der Protagonist wahrscheinlich einsam auf der Bühne gestanden. Er hätte angespannt verharrt, kaum gewagt zu atmen und darauf gewartet, dass etwas passierte. Dass Menschen die Bühne stürmten, ein Regal zusammenbräche, das Licht zu flackern begänne, irgendetwas. Aber auf meinem Gästeklo passierte nichts. Im Gegenteil. Stille. Vielleicht hätte der Regisseur eine Uhr ertönen lassen: Tick, tack, tick, tack. Auch das Publikum hätte die Spannung in der Luft kaum ertragen. Nach einer Weile, in der die Pause länger und länger, ja, unnatürlich lang geworden wäre, hätte man sich gefragt, ob das alles wirklich gewollt war oder ob der Schauspieler schlichtweg den Text vergessen hätte. So saß ich also da und fragte mich: Was passiert denn eigentlich jetzt? Wenn sich wenigstens konkrete Gedanken geformt hätten. Aber auch die ließen mich im Stich. Weder fühlte ich Freude, noch Panik. Ein einfacher »Ist-Zustand« machte sich in mir breit. Sollte ich mich nicht anders fühlen? Sollte ich nicht zumindest deutlich spüren, dass ich schwanger wäre?

Die ganze Welt blieb stehen. Und für mich – immer noch auf dem Klo – öffnete sich eine Tür in ein fremdes Universum.

Irgendeine Emotion, wenigstens ein paar Freudentränen? Alles war irgendwie – wie immer. Jetzt mal Schritt für Schritt: Vielleicht sollte ich das Gästeklo verlassen, um die Einkäufe einzuräumen. Ja, einfach übergehen zu all den Dingen, die ich eh gemacht hätte. Mit dem Unterschied, dass ich Waschpulver und

Putzmittel nun als Schwangere einsortieren würde. Aber müsste ich nicht zuallererst dem werdenden Vater von den Neuigkeiten berichten? Ich hörte die Kaffeemaschine, René befand sich also in der Küche. Aber wie sicher konnte so ein Test schon sein? Waren die nicht nur zu 99 Prozent sicher? So ein Ding konnte durchaus auch mal danebenliegen. Sollte ich nicht besser noch einen zweiten machen? Das konnte jetzt aber dauern. In meiner Blase war kein Tropfen mehr übrig. Ich beschloss, meine Schwester anzurufen.

»Lilli, was gibt's? Ich kann jetzt nicht telefonieren, wir sind in Spanien, in den Bergen.« – »Warte, warte, ganz kurz! Ich schick dir jetzt ein Foto und du sagst mir, ob der positiv ist.« Meine Schwester begann sofort zu kreischen. Definitiv keine Fake-Reaktion. Leider. Das hatte mir in meinem wirren Zustand gerade noch gefehlt. Ich legte auf und schickte ihr das Foto. Keine zehn Sekunden später klingelte das Telefon. Ich ging ran, musste das Handy aber direkt wieder weit von meinem Ohr weghalten, damit mein Trommelfell nicht platzte. »Oh, ich heul gleich!«, schrie es mir aus Spanien entgegen. – »Und ich leg gleich auf, wenn du dich nicht zusammenreißt.«

»Boah, Lilli! Nur weil du dich nicht freust, heißt das nicht, dass ich mich nicht freuen darf«, motzte Sara mich an. Ich erklärte ihr, dass ich mich nicht *nicht* freuen würde. Ich müsste halt erst mal klarkommen und wissen, wie sicher so ein Test überhaupt sei. – »Du bist schwanger, Lilli!« Ach, papperlapapp. Was wusste meine Schwester denn schon? Sie selbst hatte erst zwei Kinder und diese Schwangerschaftstests sicher nicht erfunden.

Ich verabschiedete mich und rief bei meiner Frauenärztin an. Noch bevor ich die Nummer gewählt hatte, klopfte es an der Tür. Erschrocken fuhr ich zusammen.

»Was machst du denn so lange? Du sitzt jetzt seit einer halben Stunde auf dem Klo!« Überfordert und leicht panisch suchte ich nach einer kreativen Ausrede.

»Na, was denn schon, René? – Kacken!!« Ein Wunder, dass mein Mann mich nicht längst für eine Frau mit Stil und Klasse eingetauscht hatte. Und so hörte ich nur noch, wie er resigniert die Treppe hoch ins Büro schlurfte. Wieder wandte ich mich meinem Telefon zu und hatte gleich eine nette Arzthelferin am anderen Ende. Dass ich nur einen Tag überfällig sei und so ein Test ja auch mal danebenliegen würde und ob ich nicht noch einen machen solle, zur Sicherheit, begann ich zu erklären. Die Arzthelferin unterbrach mich und sagte freundlich, aber bestimmt: »Hören Sie, es gibt falsch negativ, aber nicht: falsch positiv.«

»Erst vor ein paar Tagen hatte ich eine Mini-Periode«, erklärte ich.

»Ich vermute, liebe Frau Hollunder, das war die Einnistungsblutung...« – Oha?

»... Herzlichen Glückwunsch, Sie sind schwanger.«

Der Moment war gekommen. Jetzt sollte ich schnell reagieren und das romantische Picknick auf der Dachterrasse arrangieren. René würde, während er über die Dächer seines geliebten Hamburgs schaut, die schönste Nachricht seines Lebens erhalten. Dann würden wir uns romantisch, nein, leidenschaftlich küssen und einander noch minutenlang in den Armen liegen. Natürlich würden Tränen auf beiden Seiten fließen und die Handykamera würde diesen magischen Augenblick für immer festhalten. So hatte ich mir das immer vorgestellt. – Picknick? Ich bin viel zu aufgeregt für ein Picknick. Wie sollte ich jetzt auch nur irgendetwas runterbekommen? Außerdem, wo sollte ich die ganzen Sachen überhaupt herzaubern? Ich konnte nicht noch mehr Zeit vergehen lassen, ich musste die Nachricht loswerden. Außerdem sah ich mit meinem mit Porridge bekleckerten Kapuzenpulli und den zerzausten Haaren ohnehin nicht gerade kameratauglich aus. Und ich schwitzte, Angstschweiß wie vor einer Abi-Klausur. Auf dem Weg in Renés Arbeitszimmer nahm ich das Geschenk, das ich ihm aus der Stadt mitgebracht hatte – die Biografie von Dirk Nowitzki –, in die Hand, riss noch ein Stück von einem herumliegenden Packpapier ab und wickelte den Schwangerschaftstest darin ein. Zu mehr waren meine zitternden Hände nicht in der Lage. Als ich das Büro betrat, fand ich den zukünftigen Vater telefonierend am Schreibtisch. Er machte ein Zeichen, dass es noch dauern würde, ich setzte mich – und wartete.

Immer wenn ich glaubte, dass er gleich auflegen würde, setzte er von Neuem an: »Aber Thomas Müller spielt sicher oder hast du da andere Informationen?« Endlich war er fertig. Ich gab ihm das Buch. »Was ist das?« – Ich hätte an ihn gedacht, als ich davon gehört habe, erklärte ich. »Das ist ja mega! Das wollte ich unbedingt lesen. Mega! Danke, Babser!« Dann sagte ich mit wackliger Stimme,

Das Publikum in meinem Kopf hielt den Atem an. Wie würde Lilli es ihrem Mann sagen? Wie würden die Worte lauten, DIE Worte, die Renés Leben für immer verändern sollten?

dass ich noch etwas für ihn hätte, und legte ihm das braune Päckchen auf den Tisch. Er fummelte das zerknitterte Papier ab und schaute mich verwundert an:

»Was ist das?«

»Ja, was ist das wohl?«

»Häh, was ist das?«

»Was IST das wohl?« Mein Ton jetzt: leicht genervt.

»Ne, im Ernst, was ist das?«

»Boah, René!«

»Wie? Bist du schwanger?« – Endlich.

»Ja, ich denke schon. Also, ja. Also, die Arzthelferin sagt Ja. Ja.« Er schaute mich groß an. Ein paar Sekunden vergingen. »Ja, cool«, sagte er höflich korrekt. Nach einer kurzen Umarmung gaben wir uns einen schüchternen Kuss. Wie beim ersten Date, nur weniger inbrünstig. Dann stellte er die Frage, auf die ich gerne von ihm eine Antwort gehabt hätte:

»Und jetzt?«

Fötus und ich

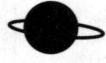

Gar nicht so einfach, das Ganze.
Will ich jetzt wie ein rohes Ei behandelt werden
oder wie die ganz normale Lilli? Ich habe mich
doch nicht geändert, aber scheinbar ändert ES alles.
Obwohl so klein wie ein Gänseblümchen,
sorgt ES für einen Gefühlshurrikan. Und: Irgendwie
hatte ich mir das anders gedacht…

Absolute Beginners

Jetzt wissen René und ich also, dass sich in einigen Monaten unser Leben komplett ändern sollte. In der ersten Nacht nach dem Schwangerschaftstest liegen wir beide wach. Es ist mittlerweile drei Uhr morgens. Wir kommen auf die merkwürdigsten Gedanken und überspringen dabei gleich mal ein paar Schritte. »Auf welche Seite des Betts stellen wir denn dann die Hundebetten, das Baby muss ja dann neben dich, oder?«, fragt er. Und ich antworte: »Ich will aber dann nicht nur in Kinder-Hotels fahren. Wir können uns schon auch weiter Kirchen im Urlaub angucken und ins Museum gehen. Und Mathe lernst du mit dem Kind.« Offensichtlich müssen wir die Nachricht erst einmal weiter sacken lassen. Daher wollen wir die News vorerst für uns behalten und das Ereignis erst mal sortieren und in der Welt der werdenden Eltern ankommen.

Ich sag es ganz ehrlich, ich habe keine Lust auf Gefühlsausbrüche. Auch nicht jetzt, wo ich auf der anderen Seite stehe.

Denn auch für diejenige, die die frohe Kunde ausspricht, gibt Knigge eine angemessene Reaktion vor. Alles unter ein paar Tränen oder mit zumindest leuchtenden, glasigen Augen ist ein No-Go und würde ein »Warum freust du dich denn gar nicht?« hervorrufen. Ja, ich freue mich doch.

Aber nach zweieinhalb Jahren des Wartens war der Wunsch, dessen Erfüllung einem Freude bereiten sollte, irgendwann negativ belegt. Kein Wunder, dass sich in meine Gefühlswelt eine ordentliche Portion Skepsis gemischt hat. Diese zweieinhalb Jahre und all die Frustrationen sind ja jetzt nicht auf einmal weg, nur weil der Wunsch in Erfüllung zu gehen scheint. Die vergangenen

Monate waren doch sehr anstrengend und haben dementsprechend ihre Spuren hinterlassen. Und sicher ist meine Reaktion auch einfach Typsache.

Luftsprünge und im Kreis drehen kann man bei diesem Thema, in diesem Leben, nicht mehr von mir erwarten. Ich bin schon immer eine Veränderungs-Schisserin gewesen. Monatelang hatte ich mich beispielsweise auf meine Einschulung gefreut und immer fleißig die schwarzen Lackschuhe geputzt, die mir Mama für diesen besonderen Anlass gekauft hatte. Als es dann so weit war, saß ich inmitten von fremden Kindern in der Klasse und heulte Rotz und Wasser. Ähnlich lief es ab, wenn Papa nach zwei Jahren Leasing-Vertrag mit unserem Familienauto davonfuhr, um es gegen ein neues Modell einzutauschen. Ich verabschiedete mich von unserem treuen Familienmitglied, streichelte es noch ein letztes Mal und blickte ihm – ebenfalls Rotz und Wasser heulend – hinterher, bis es um die Straßenecke verschwand.

Wenige Tage nach dem Test gehe ich zu meiner Frauenärztin.

Die Arzthelferin nimmt Blut ab und fragt mich, ob dies meine erste Schwangerschaft sei. »Ähm, ja. Also, denke ich. Also, wenn ich jetzt schwanger bin, dann ja. – Glaube ich.« Danach macht meine Ärztin einen inneren Ultraschall. Die Spannung steigt. Auf dem Bildschirm ist nichts als ein verwischter weißer Fleck zu sehen. »Das sieht doch gut aus. Das ist der Eidotter und der befindet sich genau da, wo er sein soll.« Mit einem Haufen Broschüren, allerlei Aufklärungsmaterial und einem Mutterpass verlasse ich die Praxis. Ein Mutterpass. Also bin ich jetzt schon irgendwie Mutter.

Ich kann noch immer nicht zu 1000 Prozent glauben, dass ich schwanger bin. Es gibt doch auch Eileiterschwangerschaften. Oder andere Sachen im Unterleib, die für Schwangerschaftshormone im Urin verantwortlich sein können.

Zu Hause angekommen, rufe ich erst René an und dann meine Schwester: »Also Sara, sieht wohl bisher alles so aus, wie es sein soll.«

»Oh«, quiekt es wieder durch die Leitung. »Und für wann ist es ausgerechnet?« Tja, das war eine wirklich gute und berechtigte Frage, die ich vollkommen vergessen habe zu stellen.

»Äh, keine Ahnung.«

»Lilli!«, wurde ich mal wieder von der großen Schwester erzogen, »das ist doch das Erste, das man fragt.«

»Ich weiß nicht, was man fragt! Ich war ja noch nie in meinem Leben schwanger!«

Sie fordert mich auf, in meinem Mutterpass nachzuschauen. Ich blättere das Heft mit zittrigen Händen durch. »Das steht da aber nicht!«

»Natürlich steht das da.«

»Nein, tut's nicht!«

»Guck mal ganz vorne!« – Ah ja, da stand das Datum. Es war der 9. Mai 2020.

»9. Mai«, versichert sich René noch mal am Abend und fängt an zu lachen.

»Das ist nicht witzig!«

»Es kommt bestimmt am Fünften!«, prustet er. René kriegt sich gar nicht mehr ein vor Lachen.

Der 5. MAI ist der WICHTIGSTE und SCHÖNSTE und BEDEUTENDSTE Tag im Jahr. Denn das ist mein Geburtstag. Meine gesamte Familie und all meine Freunde wissen, dass ich nicht nur einen Geburts-TAG habe: Ich feiere gleich immer eine ganze Geburtstagswoche. Schließlich ist *ein* Tag definitiv zu wenig, um die eigene Herrlichkeit von der Welt wertschätzen und zelebrieren zu lassen. Ich backe mir alle meine Lieblingskuchen und dekoriere das Haus entsprechend: Einmal lautete das Motto *Hawaii,* und so standen überall Luftballons in Form von Palmen herum und meine Gäste mussten in bunten, geblümten Hemden kommen und zur Begrüßung bekamen sie eine Hibiskus-Fake-Kette umgehängt. Aloha, welcome on Maui. Im nächsten Jahr war das Motto *Star Wars* und so schwebten Meister Yoda- und Chewbacca-Luftballons an der Esszimmerdecke.

Sollten Freunde den großen Tag vergessen haben, helfe ich gerne nach und schicke eine SMS: »Ich habe heute Geburtstag. Du hast noch eine knappe Stunde, um mir zu gratulieren.« Auch als unumstößlich wichtig empfinde ich es, der Kassiererin im Supermarkt oder der Bedienung in meinem Lieblingscafé mitzuteilen, welch grandioser Tag heute ist. Ich kann wirklich überhaupt nicht verstehen, warum René immer genervter reagiert, sobald sich der 5. Mai nähert.

Ich würde NIE wieder richtig Geburtstag haben. Es würde sich nur noch um das Kind drehen: Wackelpudding und Topfschlagen statt Moscow Mule und Austern.

Was aber, wenn das BABY an meinem Ehrentag oder knapp drum auf die Welt kommen sollte? Das ist ja ein super Start für Fötus und mich. Noch nicht mal auf der Welt, macht er mir schon Konkurrenz.

Nachdem sich die erste Aufregung um Einnistung und errechneten Entbindungstermin gelegt hat, realisiere ich langsam, was hier vor sich geht. Ich bin jetzt also richtig schwanger. Nicht nur so ein bisschen. Der Braten befindet sich in der Röhre. Das Projekt »Kind« ist erfolgreich auf den Weg gebracht. Während mein Körper nun auf Hochtouren arbeitet und damit beschäftigt ist, einen neuen, womöglich perfekten Menschen herzustellen – ganz die Mutter halt –, versuche ich mich in meine neue Rolle einzufinden. Muss ich mich nicht von der einen auf die andere Sekunde anders fühlen? Schwanger fühlen? Doch ich merke nichts. Ich bin nicht zickiger als sonst, habe weder Gelüste noch Blähbauch, bin nicht müde, muss nicht öfter pinkeln, meine Brüste spannen nicht, kein Ziehen im Unterleib. Nichts, das darauf hindeutet, dass mein Körper von jetzt an eine Produktionsstätte für neues Leben ist. Und doch ist alles anders.

Im Supermarkt google ich ungefähr jedes Produkt, bevor ich es in den Wagen lege. Welchen Käse darf ich jetzt noch essen? Schnell geht mir auf, dass es dafür eine einfache Faustregel gibt. Jeder Käse, der lecker schmeckt, ist verboten. Easy.

Auch verabschieden muss ich mich von meiner Flaschensammlung Sake. Der japanische Reiswein ist mein absolutes Lieblingsgetränk. Die eine Flasche hatte ich dem besten Sushi-Restaurant Frankfurts abgekauft, die anderen drei aus Tokio mitgebracht. Sie haben einen Ehrenplatz in meiner Küche, sodass unsere Gäste sie anschauen dürfen. Aber nur die ganz besonderen bekommen sie auch zur Verkostung angeboten. Wer weiß denn schon, wann ich wieder nach Tokio komme! Was ein Glück, dass ich am Abend vor dem Schwangerschaftstest noch ein paar Gläser davon geleert habe. Ich weiß, es ist nur eine Trennung auf Zeit. Wir würden einander wiederhaben, in so ein bis zwei Jahren, je nach Dauer des Stillens. Aber es fällt mir trotzdem schwer.

»Macht's gut, ihr Süßen.« Und so öffne ich noch einmal liebevoll jede Flasche und schnüffle am Flaschenhals. Das soll übrigens über Wochen und Monate zu einer zugegeben eher merkwürdigen Gewohnheit werden. Man könnte sogar von einer Obsession sprechen. Aber was bleibt einem denn sonst noch im Leben?

Nicht, dass ich ein »Problem« hätte. Ich trinke nicht super viel und regelmäßig, mal ein Glas Wein am Wochenende. Aber wenn etwas erst mal verboten ist, ist es natürlich schlagartig viel interessanter und umso mehr fehlt es, wenn man es nicht darf. Wann immer keiner hinschaut, nehme ich also ein Näschen. Es ist wie bei Telefonsex. Ein Lustspiel der Fantasie. René nötige ich, sobald er ein Glas Rotwein im Restaurant bestellt, mir den Genuss in allen Einzelheiten zu beschreiben. Alkohol-Sextalk, sozusagen. »Sag mir, wie sich der Wein anfühlt! Was macht er mit deiner Zunge? Wie ist es, wenn er deine Kehle runterrinnt? Los, beschreib ihn mir ganz genau! Sag's mir! Gib mir mehr!« Gleichzeitig stecke ich meine Nase tief in sein Glas und atme noch tiefer ein. Ich glaube, mein Mann schämt sich in diesen Augenblicken für mich. Egal.

Mit dieser Einschränkung komme ich also, dank dieses kleinen Schlupflochs, gut zurecht. Eine weitere Einschränkung – sofern es überhaupt eine ist – lasse ich mir nicht auferlegen. Ich spreche von Sport. Damit will ich weitermachen wie bisher. Das habe ich mir schon immer vorgenommen. »Sollte ich eines Tages schwanger sein, gibt es keinen Grund, alle körperlichen Aktivitäten einzustellen«, lautet mein Credo bis heute. Lautete.

Im Gegensatz zu meiner Schwester Sara beispielsweise. Ihr Arzt riet ihr, die ersten drei Monate der Schwangerschaft ruhig zu machen. Kein Problem für sie. Nachdem es eineinhalb Jahre gedauert hatte, überhaupt schwanger zu werden, wollte sie eh nichts machen oder riskieren, was zu einem Abgang führen könnte. Es wäre daher vielleicht auch verständlich, dass ich es nach zweieinhalb Jahren unerfülltem Kinderwunsch ähnlich handhaben würde. Aber dem ist nicht so. Von Anfang an sage ich mir, dass, wenn Fötus sich verabschieden sollte, es nichts mit einem Squat zu viel oder zu tief zu tun hat. – Ich will aufs Leben vertrauen. Sollte er nicht in mir drinbleiben, hätte mein Körper sicher einen triftigeren Grund dafür.

Unabhängig von meinem Credo starre ich bei meinem ersten Besuch im Fitnessstudio verunsichert auf die Hanteln. Wieviel Kilo kann ich überhaupt noch heben? Ich habe ganz sicher nicht vor, meinen Beckenboden überzustrapazieren und eines Tages inkontinent zu werden. Sind bei 100 Kilogramm Hip Thrust nicht 95 Kilogramm zu viel drauf? Und so gestaltet sich mein Workout als reine Fingerübung. In dem Sinne, dass ich alle möglichen Kraftübungen in Kombination mit Schwangerschaft bei Google in die Tasten haue. Eine richtig dumme Idee. Wie sagt man so schön? Don't google with Kugel.

Verunsicherter als vorher breche ich ab und trete den Rückzug auf die sichere Couch an. Keine Angst, das soll nicht lange so bleiben.

Am Post-Test-Donnerstag bin ich mit meiner Freundin Anna zu einer kleinen Bummeltour durch die City verabredet. Natürlich habe ich nicht vor, es ihr zu sagen. Auch wenn Anna eigentlich eine coole Socke ist. Ein bisschen Eigenbrötlerin, so wie ich. Sie würde mir wahrscheinlich, wenn sie von der erfolgreichen Befruchtung erfahren würde, eine Ghetto-Faust geben und sagen, wie sehr sie sich für mich freue. Und dann würde jede wieder in ihre Umkleidekabine verschwinden, um sich den nächsten Kleidungsstücken zu widmen.

Shopping muss allerdings erst mal warten, denn ich bin am Verhungern. Und so gehen wir zu einem neuen, angesagten asiatischen Burger-Laden. Wir bestellen Süßkartoffel-Fries und jede einen Teriyaki-Burger mit glasierten Zwiebeln und Avocado. Ich füge noch ein »bitte durchgebraten« hinzu. – Oh Gott, wie auffällig. Jeder, der mich auch nur ein bisschen kennt, weiß, dass das Fleisch bei mir normalerweise noch fast lebendig sein darf.

Das Essen kommt und ich nehme direkt einen großen Bissen vom dampfenden Burger. Während ich kaue, lächelt mich allerdings rosa, glasiges Fleisch an. – Mist, der ist aber alles andere als durchgebraten. – Von ihrem hat Anna aber gerade genüsslich abgebissen. Ich überlege einen Moment und entscheide, nicht so ein großes Ding aus der ganzen Nummer zu machen, und frage sie ganz beiläufig, ob es für sie okay wäre zu tauschen, weil ich schwanger sei und der Burger dafür leider eindeutig zu roh. Anna erstarrt.

Dann fällt ihr der Burger aus den Händen. Sie kreischt und beginnt sofort zu schluchzen. Ihr hübsches Gesicht ist im Nu von Tränen überströmt und ihre Wimperntusche überall verteilt.

Ich bin fassungslos. Wie kann sie mir das nur antun? Gerade sie. Von ihr hätte ich das wirklich nicht erwartet. »Anna, von dir hätte ich das wirklich nicht erwartet!«, werfe ich ihr an den Kopf. Sie nimmt sich eine Serviette, trocknet ihr Gesicht ab und versucht sich zu beruhigen. Wann immer ich denke, der Anfall sei jetzt überstanden, wendet sie ihren Blick wieder vom Teller ab und starrt. Sie starrt mich an, als ob ihr plötzlich auffallen würde, dass ihr ein anderer Mensch gegenübersitzt.

Es hilft alles nichts. Ich muss dieser Verräterin ein Lächeln schenken, sie in den Arm nehmen und ein paar Ausrufe der Freude von mir geben, damit sie wieder normal wird. »Hey! Ja, krass, ne! Ist das nicht verrückt, ich meine toll, ich werde Mama. Hey!« Sie beruhigt sich. Was aber nicht heißt, dass sie damit aufhört, mich in den nächsten Stunden (und auch bei unseren folgenden Treffen) anzustarren.

Muss ich mich daran gewöhnen, eine Attraktion zu sein? Dabei fühle ich mich doch noch genauso wie früher.

Aus der Nummer mit Anna will ich lernen und es beim nächsten Geständnis besser machen. Noch am selben Abend nehme ich mir René zur Seite. Zusammen entscheiden wir, es unseren Familien doch schon jetzt zu sagen. »Sonst muss man später vielleicht irgendwelche komischen Ausreden erfinden. Viel zu anstrengend. Lass uns doch einfach nicht so 'ne große Sache daraus machen.«

Da ich keine Lust habe auf Freudentränen und Schnoddernasen, die mich abknutschen, habe ich eine Idee, wie wir die Nachricht überbringen können: »Schau mal, wenn wir es allen persönlich sagen, was ja *echt* schön wäre…« – Schauspieltalent habe ich, das muss ich mir lassen –, »dann müssten wir wahrscheinlich noch Wochen darauf warten. Wer weiß, wann wir die alle mal wiedersehen.« Herrlich, es klingt alles so logisch: »Lass uns doch jetzt einfach alle abtelefonieren und es ihnen übers Telefon sagen, Schatz.«

Renés Familie wohnt im über 300 Kilometer entfernten Leipzig und meine im über 400 Kilometer entfernten Köln. Dieser Sicherheitsabstand scheint genau das zu sein, was ich jetzt brauche. Keine Gefühlsausbrüche, zumindest nicht in unmittelbarer Nähe. Kein Umarmen, kein Tätscheln meines Bauches. KEIN Starren!! Perfekt. Dass diese Distanz in dieser Hinsicht noch mal mehr Segen als Fluch sein sollte, habe ich nicht gedacht. Das Telefon ist ein sicherer Ort für eine noch nicht angekommene Neu-Schwangere. René ist einverstanden. Also klappere ich meine Familie ab. »Hi, ich bin's. Ich wollte nur Bescheid geben, dass ich schwanger bin.« Hörer sicherheitshalber vom Ohr entfernen, Reaktion abwarten, Gefühlsausbruch, aufgeregtes Geschnatter, Fragen beantworten: Wann, wie, wo, was? Nächster Gefühlsausbruch, und dann meine Chance, während mein Gegenüber Luft holt, schnell dazwischenzugrätschen: »Ja, Wahnsinn! Wir freuen uns voll! Also, ich wollte das nur schnell durchgeben. Ich muss jetzt einkaufen. Wir sprechen die Tage, okay?«

Willkommen
bei den Aliens

Obwohl ich erst in der fünften Schwangerschaftswoche bin – also so was von am Anfang –, hat mir meine Frauenärztin schon eine Hausaufgabe mitgegeben. »Fangen Sie schon mal an, sich um eine Hebamme zu kümmern, sonst sind Sie in dieser Stadt verloren«, lautet ihr gut gemeinter Rat. Der lässt mich fast vom Hocker kippen. Das ist doch wohl ein Witz!

Da ich bislang noch keine Kontakte in die Hamburger Mutterszene habe, frage ich auch in diesem Fall mal wieder Google. Ein paar E-Mails und Telefonate später ist mir klar, dass Hebammen die wohl wirklich heiße Ware sind. Sie haben es nicht nötig, ihr Stadtviertel zu verlassen, und nehmen ausschließlich Klientinnen in ihrer Umgebung an. Damit sind die meisten schon mal raus.

Ich darf noch nicht mal die ersten als kritisch geltenden drei Monate abwarten und soll jetzt schon nach einer Hebamme schauen, die mich im Wochenbett begleitet?

Da ich aber noch so gut in der Zeit liege, finde ich eine Hebamme samt Praxis direkt um die Ecke von uns. Pünktlich um 12:30 Uhr klingle ich zum Kennenlerngespräch an ihrer Tür. Ich erkenne Hebamme Dagmar von ihrer Internetseite. Sie bittet mich herein und darum, noch einen Moment Platz zu nehmen. Aus den hinteren Räumen der Praxis höre ich Stimmen. Dagmar allerdings setzt sich an den Tisch am Empfang, fährt ihren Computer hoch und sagt kein Wort. Auch 20 Minuten später schenkt sie mir noch keine Beachtung. Ein erster Anflug von Unmut macht sich in mir breit. Nachdem ich eine geschlagene halbe Stunde gewartet

habe, kommen zwei weitere Frauen aus einem der Behandlungs-
räume und verlassen die Praxis. Jetzt bin ich also dran. Dagmar
führt mich ins hintere Zimmer. Mit einem Sicherheitsabstand
von zwei Metern voneinander entfernt setzen wir uns in Korb-
sessel. Die Farben in dem Raum sollen wohl Ruhe ausstrahlen,
erinnern mit viel Orange und Lila aber mehr an ein Sonnen-
studio in den 90ern. An den Wänden hängen Leinwände mit
Bildern von Steinen und Wasser und unterstrichen werden sie
noch von weisen Sprüchen.»Dein Herzschlag ist mein wertvolls-
ter Besitz.« Weniger originell hingegen ist der Satz, der auf eine
gelbe Blumenwiese gedruckt ist:»Das Glück ist auf dem Weg.«
Und spätestens, als ich auf einem romantischen Meereshinter-
grund»Der Tag der Geburt ist das einzige Blind Date, bei dem
du sicher sein kannst, die Liebe deines Lebens kennenzulernen«
gelesen habe, verspüre ich eine leichte Übelkeit in mir aufstei-
gen. – Oh Gott, ich weiß nicht, ob ich dafür gemacht bin. Aber
ich zwinge mich, meine Zweifel beiseitezuschieben und mich
auf das Hier und Jetzt einzulassen. Dagmar nimmt Stift und
Zettel zur Hand und legt ein Bein über das andere. Wahnsinn,
wie jemand so gerade sitzen kann, ohne sich dabei zu bewegen.
Schlagartig fühle ich mich genötigt, es ihr gleichzutun und meinen wie üblich krummen Rücken durchzustrecken.

Mit einem leichten Lächeln auf den Lippen und gaaanz langsam
stellt sie sich vor. Nicht zu laut und nicht zu leise. Ihre Tonali-
tät scheint darauf ausgerichtet zu sein, werdende Mütter in eine
Art Trance zu befördern. Mich macht es leider nervös und meine
Ellenbeugen beginnen zu jucken. Meine Neurodermitis lässt
grüßen. Nachdem sie fertig geredet hat, macht sich Stille in dem
kleinen Raum breit. – Eine unangenehme Stille.
    Dies ist nun wohl das Zeichen für mich und meine kleine
Vorstellungsrunde. Komm, Lilli, du bist doch ein Profi, sei
nicht so verklemmt. Ich spule meine Vita samt schon häufig
und durchaus erfolgreich eingesetzter kleiner Schenkelklopfer

ab: »... seit einigen Jahren in Hamburg. Aber als halbe Türkin und halbe Kölnerin bin ich wohl die Definition des Rheinlands schlechthin ...« – Nichts. Keine Reaktion. Ich fahre fort. »... mit meinem Mann nach Hamburg. Aber da ich die meiste Zeit arbeitslose Schauspielerin bin, kann ich ja von überall arbeiten.« Der funktioniert eigentlich immer. Nicht so bei Dagmar. Meine Witze prallen an den Wänden ab und landen brutal auf den glänzenden lila Polyesterkissen.

Ich erinnere mich an die Worte meiner Schwester. Die Hebamme müsse nicht meine beste Freundin werden. Aber ist es zu viel verlangt, irgendeinen Vibe zwischen uns zu verspüren? Immerhin ist die gemeinsame Aufgabe, die auf uns wartet, ja doch ziemlich intim. Sie würde sich meine Brüste und Nippel anschauen, nach meinem Wochenfluss fragen. Und ich würde sie um Rat bitten, wann mein Mann und ich nach der Geburt den Sex wiederaufnehmen könnten. All das scheint mir mit Dagmar ziemlich unrealistisch zu sein. Dann könnte ich ja gleich meine Oma fragen.

Und ich sag's ganz ehrlich. Ich mag ihre Frisur auch nicht. (Offensichtlich bin ich noch mehr oberflächliche Bitch, als mir lieb ist.) Aber ich kann es mir einfach nicht vorstellen, diesem Nest auf ihrem Kopf nach der Geburt und all die Zeit danach vollkommen entkräftet und unter Hormonschwankungen begegnen zu müssen. – Apropos Nest. Als sie von den Abläufen vor der Entbindung erzählt, schießt sie für mich endgültig den Vogel ab. »Wenn du dann auch Akupunktur machen willst...« Will ich das? »... dann machen wir das auch wieder hier in der Praxis. Wir haben nebenan einen ganz schönen Raum mit vier Liegen. Da liegen dann immer mehrere Mütter gleichzeitig. Da kannst du ein bisschen quatschen und schon mal Kontakte knüpfen.« Okay Leute, das war's. Zu viel für mich, ich bin raus. Ich bedanke mich für ihre Zeit und will mich melden. Am nächsten Tag schreibe ich eine nette Absage-E-Mail. Andere Mütter kennenlernen?? Ich mag doch schon keine Kinder. Und warum nicht? Weil sie die Kinder ihrer Mütter sind.

Nun stehe ich also wieder am Anfang meiner Hebammensuche. Bis ich eines Tages über die Freundin der Nachbarin einer Freundin einen Kontakt zugeschickt bekomme. Und so tritt Hebamme Anna über unsere Türschwelle. Mit den Worten »Bei meinem ersten Kind hatte ich keine Lust auf andere Mütter. Um dann immer nur über das eine fucking Thema zu reden…« erobert sie mein Herz im Sturm.

Die ersten Nebenwirkungen meiner Schwangerschaft betreffen nicht mich, sondern René. Alles beginnt ganz harmlos. Mein Mann ist wie Zucker, aufmerksamer denn je. Er hört mir interessiert zu, wenn ich über die Veränderungen an meinem Körper sinniere, und wenn er mal irgendwo in der Weltgeschichte für seinen neuen Job unterwegs ist, fragt er mich am Telefon: »Wie fühlst du dich? Erzähl mir ruhig immer, wie du dich fühlst und was du so fühlst.« Ich weiß in diesen Momenten nicht, ob ich brechen soll oder nicht. Entscheide mich dann aber dafür, sein Interesse für süß zu befinden und einfach darüber zu schmunzeln. Besser einer, der mal nachfragt, als einer, der sich nicht interessiert. Dieses Denken werde ich noch bereuen. Denn kurze Zeit später ist er in die »Alles-Gut?-Phase« gerutscht.

Und es geht noch weiter. Ich brauche meinen Tennisschläger oder meine Joggingschuhe nur anzuschauen, mich zu strecken und nach einer Vase zu greifen,

Egal, was ich mache, sage, wie ich gucke oder wenn ich nachts aufstehe, um Pipi zu machen, schreckt René hoch und fragt mich, ob alles gut sei. 80-mal am Tag: »Alles gut?« Erst niedlich, schnell aber definitiv nervig!

den Staubsauger in die Hand zu nehmen. Direkt im Anschluss muss ich kritische Fragen über mich ergehen lassen. »Darfst du das denn jetzt noch? – Ob das so gut ist? – Bist du sicher, dass du laufen gehen willst? – Leg dich doch was hin. – So roh sollst

du den Fisch doch nicht essen!« Schlimmer als das Ordnungs-
amt. Dann tauchen ein paar Schwangerschaftssymptome auch
bei mir auf. Von einer auf die andere Sekunde bin ich müde,
so unfassbar müde, als hätte ich den ganzen Tag – ach, was sage
ich – die ganze Woche durchgekifft. Nicht, dass ich darin wirklich Erfahrung hätte. Aber so stelle ich mir das Ergebnis vor. Als
ob mir jemand eine beschlagene Brille aufgesetzt hat, durch die
ich die Welt nur noch verlangsamt und verschwommen wahrnehmen kann. Ich bin zu nichts mehr zu gebrauchen. Wenn
das die ganze Schwangerschaft so weitergehen soll, dann werde
ich mich jetzt einfach ins Bett legen und erst wieder aufstehen,
wenn die Wehen einsetzen. Oh Mann, was ist denn hier los?!

Dann kommt das große Jucken. Habe ich mich nicht schon
dank meiner Neurodermitis für ein ganzes Leben genug gekratzt? Meine Haut ist zwar super geworden, dafür fängt mein
Bauch jetzt an, so zu jucken, als hätte ich mich gerade mit
Hagebuttenpulver eingerieben. Und auch die Haut meiner
Brüste scheint sich jetzt zu dehnen. Ich kratze mich blutig, es
ist nicht zum Aushalten! Und wenn ich gar nicht mehr weiterweiß, bitte ich auch René darum, einmal Hand anzulegen
und mich ein wenig zu kraulen. »Und vergiss die Nippel nicht.
Aber vorsichtig.« Meine Nägel reißen ein. Nicht, weil ich mich
so doll gekratzt habe. Schlichtweg wegen eines Zinkmangels,
den meine Ärztin bei mir feststellt. Mit ein paar täglichen
Tabletten bekomme ich dieses Problem aber schnell wieder in
den Griff. Im nächsten Schritt habe ich Kreislaufprobleme und
ein latent flaues Gefühl im Magen. Zu meinem Glück ist aber
Ordnungsamt-René wieder direkt zu Stelle: »Willst du einen
Pfirsich?«

»Nein, ich will jetzt einfach nur mal kurz liegen, es geht
gleich schon wieder.«

»Bist du sicher, dass du keinen Pfirsich willst? Jetzt iss doch
einen Pfirsich.«

»Mir ist aber nicht nach Pfirsich.«

»Sag mir doch, was ich machen kann, damit es dir bessergeht. Komm, ich schneid dir einen Pfirsich.«

Das kann doch nicht die nächsten acht Monate so gehen! Es ist an der Zeit, ein Machtwort zu sprechen und meinem Mann klarzumachen, dass er mir und meinen Instinkten vertrauen kann. Das Machtwort ist also gesprochen und René beginnt, sich endlich wieder zu entspannen. Wer jetzt denkt, ich hätte die nächsten Monate über der Klobrille gehangen und kann rückblickend tolle Tipps gegen Schwangerschaftsübelkeit geben, den muss ich enttäuschen.

Nach etwa 14 Tagen lösen sich alle bisherigen Symptome in Luft auf und werden ersetzt durch eine Wahnsinnsenergie. Außerdem scheinen die Fettzellen meiner Jugend zurückgekehrt zu sein und lassen mich um mindestens zehn Jahre jünger aussehen. Mein Haar glänzt, meine Augen funkeln, mein Gesicht scheint jeden Tag von alleine die perfekte Menge Rouge zu produzieren – und meine Brüste überspringen gleich mal zwei Körbchengrößen. Allerdings, was bringen mir meine neuen riesigen, prallen, perfekt stehenden, ultraheißen Brüste schon, wenn man sie nicht mal anfassen kann? Sie fühlen sich an, als wären sie akut entzündet und als könnte jeden Moment bei einer falschen Bewegung von allen Seiten Eiter herausschießen. Auch René hat sich über die Ankunft seiner neuen Freunde gefreut. Ich muss ihm jedoch mit der Todesstrafe drohen, sollte er sich ihnen auch nur einen Zentimeter zu weit nähern. Die Nächte werden zur Hölle und nachdem ich mich bereits von cremigem Käse und Sake verabschieden musste, reiht sich nun auch meine geliebte Bauch-Schlafposition in die liebgewonnenen Dinge ein, auf die ich verzichten muss.

An jeder anderen Stelle hätte man mich dagegen zur Gallionsfigur der Schwangerenszene machen können. Ich bin das strahlende Klischee. Genauso habe ich mir das immer erträumt.

Es gibt ja die Schwangeren, die schlagartig zunehmen und sich neun Monate mühsam mit Augenringen und Pickeln durchs Leben schleppen. Und dann gibt es die, die engelsgleich umherschweben und allen Menschen mit ihrer bloßen Anwesenheit ein Lächeln ins Gesicht zaubern. Ich gehöre definitiv zur zweiten Kategorie. Auch René fällt meine neue Schönheit auf. Fast täglich macht er mir überschwängliche Komplimente: »Du bist schöner denn je! Dein Gesicht ist jetzt mal ein bisschen fülliger, das sieht viel gesünder und frischer aus. Du warst noch nie so schön!« – »Okay, Schatz, es reicht!« Entschuldige, dass ich in wenigen Monaten wieder zur mageren Schrulle werde…

Seit ich damit angefangen habe, mich an das neue Kapitel in meinem Leben zu gewöhnen, habe ich schnell die vielen Vorteile erkannt, die dieses Schwangersein mit sich bringt.

Die ganze Welt dreht sich von nun an um keine geringere Person als mich. Neun Monate habe ich JEDEN Tag Geburtstag!

Die Leute, die im Bilde sind, fragen ständig, wie es mir und meinem Bauch geht. Sie machen sich Sorgen und wollen mir unangenehme Aufgaben abnehmen.

Wenn ich einen Mittagsschlaf machen will, nicken alle nur verständnisvoll mit dem Kopf.

Kein Rechtfertigen mehr, wenn ich keine Lust habe, den Tisch abzuräumen, und mich direkt auf die Couch begebe. Ein kurzes »Oh, ich bin heute irgendwie fertig« reicht, um einen Tee angeboten zu bekommen.

Ich darf Monologe halten über meine Gefühle, Gedanken, Ängste und all die ersten Veränderungen, die mir an meinem Körper auffallen. Geduldig lassen sie mich reden und reden und hören interessiert zu. Zumindest tun sie interessiert, aber das reicht mir.

Ich bilde mir sogar ein, dass auch fremde Menschen meine Schwangeren-Aura spüren und mir verzückte Blicke zuwerfen.

Ganz offensichtlich habe ich schon im frühem Stadium der Schwangerschaft diesen Glow, von dem immer alle sprechen. Aber auch in meinem Kopf kreist alles um mich und das wachsende Leben in mir. Ich beschließe, mich mehr denn je mit mir und meiner inneren Stimme zu beschäftigen. Von jetzt an will ich ganz bei mir sein und auf meinen Körper hören. So frage ich mich Hunderte Male am Tag: Wie geht's dir, Lilli? Was willst du essen, Lilli? Wie kann ich dir etwas Gutes tun? Ich bin mir irgendwie sicher, dass ich der erste Mensch auf dem Planeten bin, dem etwas so Besonderes passiert.

In meiner Familie ist jetzt also Enkel Nummer drei unterwegs. Die Freude ist zwar groß, aber auch nicht übertrieben. Ich glaube, allen ist ein Stein vom Herzen gefallen, dass es bei uns endlich geklappt hat.

In Renés Familie dagegen haben alle Hufe scharrend auf den Storch bei uns gewartet. Es war immer klar, dass René, als Ältester, als Erster dran sein sollte. Und so sind wir zwei Jahre lang in jedem Telefonat und bei jedem Treffen gefragt worden, ob es endlich etwas zu berichten gäbe. Nach diesen zwei Jahren aber hat auch seine Familie unseren Druck und die ganze Frustration gespürt und schließlich aufgehört zu fragen: »Ihr werdet es schon sagen, wenn es so weit ist.«

Die Neuigkeit vom Nachwuchs hat also Riesenwellen geschlagen und, kaum ausgesprochen, schenkt sie der ganzen Familie einen ganz neuen Sinn. Und mittendrin bin ich. Ich werde bei Familie Adler jetzt die Hauptrolle spielen. Mein Kind wird ihre Herzen zum Strahlen bringen. Ein Zustand, der mir zu gefallen beginnt und an den ich mich schnell gewöhne.

Vier Tage lang. Ganze vier Tage habe ich die Bühne für mich alleine.

Dann ruft mich meine Schwägerin Tessi an: »… Wenn du nur einen Tag drüber warst, hast du dann schon irgendwas gemerkt? Und wie fühlst du dich jetzt? Ist dir schlecht? Spannen die Brüste?« Auch dieses Mal genieße ich es in vollen Zügen, ausführlich berichten zu dürfen, inklusive der Exklusiv-Information, dass ich eigentlich keine wirklichen Indizien für eine Schwangerschaft bemerkt hatte. Tessi freut sich für uns und wir verabschieden uns bis zum nächsten Tag, an dem sie Geburtstag hat und wir zu ihr auf ein kleines Stelldichein eingeladen sind.

Abends fahre ich mit René ins Volksparkstadion zum Länderspiel Deutschland–Holland. Babys erstes Fußballspiel. Wie aufregend!

Fremden wollen wir es noch nicht sagen. Aber ich bin mir eh sicher, dass der eine oder andere es erkennen würde, sobald meine neue Aura mit mir den Raum betritt. Als Neu-Schwangere lebt man so sehr in seiner Welt, dass man offenbar auf die bescheuertsten Ideen kommt.

Das Spiel ist nicht besonders interessant. Es hätte aber auch keinen Unterschied gemacht, wenn es einen ähnlichen Spannungsgrad gehabt hätte wie das Weltmeisterschafts-Finale 2014. So oder so, es zieht an mir vorbei. In der 76. Spielminute erhalte ich dann eine WhatsApp von Tessi. »Ich erreich dich nicht. Du hast wohl kein Netz. Ruf mich bitte mal zurück.« Als ich wieder zu Hause bin, rufe ich sie an: »Alles okay?«

»Ja, ja. Alles gut. Du, ich habe über das nachgedacht, was du erzählt hast, denn das kommt mir alles irgendwie bekannt vor.« – Oh, oh.

»Ich bin dann los und hab auch mal einen Test geholt.« Pause. »Ich bin auch schwanger!« Ich höre ihr Grinsen durchs Telefon.

Tessi und Rico. Die beiden sind drei Jahre jünger als wir und haben es gerade mal zwei, vielleicht drei Monaten versucht. Ich schlucke und gebe mir alle Mühe, meinen Schock zu überspielen: »Das gibt's doch nicht! Also, das ist ja, das ist ja witzig! Echt witzig! Toll! Das bedeutet, wir müssten ja dann auch, also, wir müssten doch dann ungefähr gleich weit sein?« Tessis Ärztin wird in der nächsten Woche bestätigen, dass meine Schwägerin exakt sechs Tage hinter mir liegt. Es ist nicht nur die Tatsache, dass ich die Bühne von jetzt an teilen muss, die mir so zusetzt. Es ist ein anderer Gedanke, der sich plötzlich in mir breitmacht. Was ist, wenn ich mein Baby verlieren würde?

Wir haben es so lange versucht und nach all dem Frust endlich wieder unsere Leichtigkeit zurückgewonnen. Und dann kommt da Renés jüngerer Bruder daher, macht eben mal ein Kind und ich bekomme es mit der Angst zu tun. Was ist, wenn ich mein Baby jetzt verlieren würde, aber Tessi, die fußläufig zehn Minuten von uns entfernt wohnt, würde ihr Baby kriegen? Freunden gegenüber Freude vorzuspielen ist das eine, aber innerhalb der Familie… Was, wenn der jüngere Bruder glücklicher Vater werden würde und wir stünden daneben, mit einem Riesenloch in unseren Herzen und so unglücklich wie noch nie in unserem Leben?

Von diesem Moment an verkrampfe ich total. Wo immer ich hingehe, begleitet mich eine Wolke düsterster Gedanken.

Die vier Tage Leichtigkeit sind vergessen. Ich schlafe nicht, grüble beim Essen oder in Gesprächen mit Freunden. Die Angst lähmt mich. Das ist so ungerecht! Natürlich nicht, dass Tessi schwanger ist. Sondern, dass ich mich jetzt so fühlen muss. Schon wieder. Ich glaubte, das alles hinter mir gelassen zu haben. Mein Gehirn beginnt, sich in einem panischen Strudel zu verfangen. Ich denke über alle möglichen Horrorszenarien nach. Ich könnte mein Baby verlieren, aber wenige Monate später wieder schwanger werden. Jetzt, wo es einmal geklappt hat. Ich könnte es aber auch verlieren und nie wieder schwanger werden. Das gab's auch.

Wann immer ich auf Toilette gehe, kontrolliere ich danach das Klopapier. Ist das Blut? Und wie lange ist es eigentlich noch, bis endlich diese zwölf Wochen um sind? Mittlerweile zieht es kräftig in meinem Unterleib. Es fühlt sich ähnlich an wie die Zeit kurz vor der Periode. Oh nein, ist das normal? Geht mein Baby etwa jetzt in diesem Moment ab?

An anderen Tagen hingegen spüre ich nichts. Einfach gar nichts. Dann frage ich mich: Ist es überhaupt noch da? Ich bin so tieftraurig und niedergeschlagen. Die alte Schwere ist zurück. Und mit ihr ein dunkler Schleier, der sich über alles legt. Hier und jetzt bin ich schwanger. Aber die Angst, dass der schlimme Fall, den ich mir ausmale, tatsächlich eintreten könnte, macht mich zu ihrer Geisel. Ich traue mich nicht, mit irgendjemandem darüber zu sprechen. Denn dafür müsste ich ja zugeben, dass meine Stimmung mit Tessis Schwangerschaft zusammenhängt. Und das kann man ja nur in den falschen Hals kriegen. Ich falle in ein Loch und weiß nicht, wie ich hier wieder rauskommen soll.

Das Gefühl ist so unerträglich, dass ich eines Tages doch zum Telefon greife und meine Schwester anrufe. »Was ist los mit dir, Lilli?« Angestrengt suche ich nach den richtigen Worten. Ich weiß, was jetzt kommen würde, und schäme mich. Aber es länger für mich zu behalten, das geht nicht mehr. »Ich habe Angst.« Sara ist klar, dass das nicht alles ist. Gleich würde sie erfahren, was für ein schlechter Mensch ich bin. »Was ist, wenn Tessi jetzt also ein Baby kriegt und ich meins verliere?« Meine Schwester kennt das Gefühl nur zu gut, ständig von Pärchen umgeben zu sein, die glücklich schwanger werden, und wie es sich anfühlt, lange Zeit danebenzustehen und dabei zusehen zu müssen. Und dann sagt sie: »Guck mal, jetzt gerade bist du schwanger. Und du kennst ja die Redewendung *Guter Hoffnung sein*? Das heißt nicht ohne Grund so. – Das bedeutet, dass man bei der ganzen Sache positiv sein muss. So einfach ist das.« Ein Sprichwort. Eine Floskel. Und doch sind das genau die Worte, die mich langsam, aber sicher wieder beruhigen. Die Wolkendecke löst sich nach und nach auf. Ich beginne klarer zu sehen, gehe wieder zum Sport, fühle mich wieder wie ich selbst, stelle mir die Zukunft mit unserem Kind vor und hie und da vergesse ich auch mal die Zeit.

Und ehe ich mich's versehe, sind die ersten zwölf Wochen vergangen und die erste Wölbung an meinem Bauch erkennbar.

Der nächste Termin bei meiner Frauenärztin steht an. Wie auch die vorherigen Male bin ich ziemlich nervös. Ist auch wirklich alles in Ordnung? Ich fand schon immer, dass es ein Wunder ist, wenn ein gesundes Kind das Licht der Welt erblickt. Und das meine ich nicht schnulzig oder aus irgendeiner sentimentalen Gefühlslage heraus. Natürlich nicht. Sondern ganz pragmatisch und rein faktisch. Es müssen eine Millionen Sachen gutgehen, damit ein gesundes Kind heranwachsen kann. Auf dem Untersuchungsstuhl, Beine gespreizt, führt mir die Ärztin den Ultraschallstab ein. René hält sich brav an die Anweisung, sich schön auf Höhe meines Kopfes aufzuhalten, sonst würde dies das Ende unseres Sexlebens bedeuten. Und da sehen wir es: Zwei winzig kleine Arme und Beine strampeln um die Wette. Dies ist nicht nur das erste Mal, dass die Zellhaufen, das Wesen da in meinem Unterleib, nach einem richtigen kleinen Menschen aussehen. Es ist auch das erste Mal, dass dem Eisklotz namens Lilli eine Träne die Wange herunterrinnt.

Das Gefühl, fremd im eigenen Körper zu sein, oder noch schlimmer, ständig verunsichert wegen allem und jedem, geht mir schon bald schlichtweg auf den Sack. Ich blicke in den Spiegel und sehe meine monströsen neuen Brüste, den immer größer werdenden Bauch. Bin das wirklich ich? Mittlerweile haben wir die Baby-News auch öffentlich gemacht. Für die Zeitschrift *Gala* posiere ich in sportlicher Unterwäsche und einem entspannten weißen Herrenhemd auf dem Bett eines Hotelzimmers. Ich bin ein wenig erkältet und werde diesen nervigen Husten einfach nicht los. Wann immer ich huste, verliere ich ein paar Tropfen Pipi ins Höschen. Und das bei einem Wäsche-Shooting... Ja, lieber Fotograf, das war der wahre Grund, weshalb ich alle fünf Minuten aufs Klo gerannt bin. Um zu kontrollieren, ob man meine Inkontinenz bemerkt. Außerdem bekomme ich seit Neuestem Rückenschmerzen und Sodbrennen und in schlaflosen Nächten gehen mir tausend Fragen durch den Kopf.

Beruflich geht jetzt gar nichts mehr. Die Schauspiel-Branche ist eh schon immer ein schwieriges Pflaster gewesen. Aber natürlich habe ich mehr Schiss denn je, was meine Zukunft betrifft. Ein Kind wird alles verkomplizieren. Daher rechne ich nicht gerade mit mehr Aufträgen als früher. Das Gefühl, die Kontrolle über mein Leben zu verlieren, übermannt mich. Aber so funktioniert eine Schwangerschaft ja am Ende des Tages auch.

Man gibt die Zügel aus der Hand, der Körper schaltet auf Autopilot und das Einzige, was man tun kann, ist, sich zurückzulehnen und die Natur machen lassen.

Ich fühle mich nicht mehr wie ich selbst. Daran muss sich etwas ändern! Ich beginne mein Training wiederaufzunehmen. Vor der Schwangerschaft habe ich wie eine halbe Leistungssportlerin trainiert. Sport war eine *der* Säulen in meinem Leben. Da ich häufig arbeitslos war und nicht mehr machen konnte, als auf das nächste Engagement zu warten, vertrieb ich mir die Zeit mit Workouts. Das war etwas, das ich beeinflussen konnte und das mir die Bestätigung gab, die an anderer Stelle ausblieb.

Kein Wunder also, dass ich mich endlich wieder wie die alte Lilli fühle, als ich den Kraftraum betrete. Vier bis fünf Mal trainiere ich jetzt in der Woche Po und Beine, lege wieder Muskeln an den Armen zu und schwitze auf dem Crosstrainer.

Damit kommen viele Leute um mich herum aber gar nicht klar. Ständig muss ich mich dafür rechtfertigen, dass mir auch mal ein wenig Schweiß die Stirn runtertropft oder ich mit Kurzhanteln Ausfallschritte mache. Auf Instagram erhalte ich Nachrichten wie: »Oh Gott, das arme Baby!« Auch Menschen, die mir nahestehen, geben ihren Senf dazu. »Toll, wie du dich fithältst, aber mach nicht zu viel.« *Aber*. Dieses Wort kann ich schnell nicht mehr hören: Aber mach auch mal ruhig. – Aber pass auch auf. – Aber übertreib es nicht. Das alles kommt von Menschen, die offenbar vollkommen den Kontakt zu ihrem Körper verloren haben. Denn als ich die erste Verunsicherung erst einmal abgelegt habe, fange ich ganz einfach damit an, auf meinen Körper zu hören. Er sagt mir deutlich, was alles möglich ist und wo die Grenzen liegen. Die regelmäßigen Trainingseinheiten tun mir gut und geben mir Selbstbestimmung und Selbstbewusstheit zurück. So kann ich viel besser mit meinen Ängsten umgehen. Ich weiß nun wieder, dass ich stark bin und die Dinge meistern werde. Auch der äußere Aspekt ist für mich wichtig. Mein Körper wird vielleicht nicht mehr so sein wie vorher. Aber ich habe keine Lust, die Schwangerschaft als Ausrede zu nehmen, um rumzusitzen und Fast Food und Süßigkeiten in mich reinzustopfen. Ich will nach der Geburt einigermaßen schnell wieder in Form kommen und nicht erst mal 20 Kilogramm abnehmen müssen.

Heutzutage ist es okay zu sagen, dass man seinen Körper, der mit so einer Geburt ein Wunder vollbracht hat, trotz ein paar Kilo mehr und hängender Brüste und Schwangerschaftsstreifen liebt und ehrt und stolz auf ihn ist. Genauso okay sollte es aber auch sein, wenn man ganz einfach sagt: »Ich habe keine Lust darauf, dick zu werden. Ich habe keine Lust auf einen schlaffen Hintern. Es reicht schon, dass meine Brüste nach dem Stillen mit großer Wahrscheinlichkeit ausgenudelt sein werden. Ich will eine gute Kondition für die Geburt haben, möglichst wenig Wassereinlagerungen und hinterher schnell wieder auf die Beine kommen und mich wohlfühlen und gut aussehen. So einfach ist's. Und auch fürs Baby ist, wenn gesundheitlich alles stimmt, Sport super gut. Das Herz des Babys wird mittrainiert und optimal mit Sauerstoff versorgt. Und alle, die mich jetzt zur Vorsicht mahnen oder sonst irgendeinen Mist von sich geben, suchen doch eigentlich nur nach einer willkommenen Ausrede, Sport in ihrem eigenen Leben aus dem Weg zu gehen.

Leute, was soll ich sagen? Old Lilli is back!

Warum ein Junge? – Was habe ich dem Universum nur getan?

Meine Schwester und ich hatten zusammen 46 Barbies. Man könnte meinen, das wäre ein wenig übertrieben gewesen. Aber neben Verkleiden spielen, im Garten Hütten bauen und auf der Schaukel Küren kreieren, die wir dann stolz unseren Eltern vorführten, war das nun mal unser allerliebstes Lieblingsspiel. Nachdem unsere Eltern sich getrennt hatten, kam jeweils noch eine Nachzüglerschwester hinzu. Wir waren dann also vier Schwestern mit Ihr-wisst-schon-wie-vielen Barbies.

Und nachdem es in Renés Familie ausschließlich Jungs gibt und meine Schwester auch zwei von dieser Sorte hat, sind die Hoffnungen und Erwartungen in unseren Familien dahingehend groß, dass endlich mal wieder ein kleines Mädchen alle verzaubern würde.

Jungs sind laut, weinerlich, totale Trampel, haben den lieben langen Tag zu viel Energie und wissen nicht wohin damit. Das Einzige, was ihnen einfällt, um dieses Übermaß an Energie zu regulieren, ist Schreien, Rennen, Hüpfen, Dinge durch die Gegend Schmeißen oder, wenn nichts mehr geht, der Mutter gegen das Schienbein Treten. Jungs pinkeln dich beim Wickeln an und du musst viel zu früh unangenehme Gerüche ertragen, fiese Gespräche führen und Papiertaschentücher neben ihr Bett legen. Widerlich!

Ja, »Hauptsache gesund« steht auch bei mir an erster Stelle. Hauptsache gesund – und ein Mädchen.

Mädchen aber sitzen auch mal still in einer Ecke und beschäftigen sich alleine oder fragen ihre Mütter, ob es okay sei, still in der Ecke zu sitzen und sich alleine zu beschäftigen. Gemeinsam würden wir später unsere Nägel lackieren und »Lass jetzt los« an meiner Karaoke-Maschine singen. Sie wäre Anna und ich wäre Elsa. Wir würden uns alle möglichen Käfer und Blätter unterm Mikroskop angucken. Kurz nach der Geburt würde ich schon wieder mit meinen Freundinnen im Café sitzen und Cappuccino schlürfen, während mein süßes Mädchen mit den umliegenden Gästen flirtet. Ganz die Mami halt. Mit einem Jungen würde ich es noch nicht mal schaffen, meine Cappuccino-Bestellung aufzugeben, weil das kleine Heulmonster mich nicht zu Wort kommen ließe. Meine Lieblingsfilme würden die meiner Tochter werden. Und ihre meine. Wenn sie mal groß wäre, würde sie ihren Papi heiraten wollen, er wäre natürlich eh ihr großer Held. Mit den ersten Jungsthemen würde sie zu ihrer Mama kommen und nach Rat fragen. Mädchen waren meistens gut in der Schule. Jungs dagegen musste man irgendwie mit Ach und Krach durch die Schullaufbahn bringen und ständig bei den Lehrern antanzen, um ihr Fehlverhalten im Unterricht zu entschuldigen oder um eine bessere Note bitten, die die Versetzung nicht gefährdet. Und später dann, wenn meine Tochter in den Semesterferien zu Besuch käme, säßen wir bei einem Glas Wein auf dem Balkon und würden alles bequatschen, was in der letzten Zeit so vorgefallen war. Mein Mädchen. Meine Gute.

René und ich sind uns sofort einig, den *Harmony*-Test bei der Frauenärztin machen zu lassen. Hier geht es in erster Instanz um gesundheitliche Aspekte. Die Untersuchung bietet die neueste Feindiagnostik. Man kann damit mit fast einhundertprozentiger Sicherheit Chromosomenstörungen, wie beispielsweise Trisomie 21, ausschließen. Und da ich mich langsam in die Mitte meiner Dreißiger bewege, wollen wir die modernen Möglichkeiten in jedem Fall nutzen. Nach wenigen Tagen flattert auch schon das Ergebnis ins Haus. Alles gut. Es sieht alles normal und gesund aus. Absolute Erleichterung! – Die Anspannung vor dieser wichtigen Untersuchung ist doch größer gewesen, als ich gedacht hätte. Nach dem positiven Ergebnis kann ich mich jetzt auf den zweiten Teil des Tests fokussieren. Man erfährt auch mit hundertprozentiger Gewissheit das Geschlecht des Babys. Einmal Blut abnehmen, ein paar Tage warten und pünktlich ab der 14. Schwangerschaftswoche darf einem Teil zwei des Ergebnisses mitgeteilt werden.

Montag früh, 8:30 Uhr, greife ich zum Hörer. Mein Herz rast. Schon wenige Tage nach dem Schwangerschaftstest hatte ich so ein Gefühl. Es ist mehr als das gewesen. Ich weiß schon, was es wird ... – »Schönen guten Morgen. Wie kann ich Ihnen helfen?« Ich erklärte mein Anliegen und spürte dabei, wie meine Schläfen pulsieren. – »Ja, einen Moment bitte, ich schau mal nach, ob wir das Ergebnis schon vorliegen haben.« – Na ja, nicht so schlimm, denke ich mir. Dann würde ich eben ein paar Tage später noch mal ... – »So, herzlichen Glückwunsch. Sie bekommen einen Jungen.« – Ich wusste es. Ich habe von Anfang an gespürt, dass es ein Junge werden würde.

Meine Schwägerin hat ihr Ergebnis auch längst bekommen. Man kann es sich ja denken. Sie bekommen eine Tochter. Natürlich. In diesem Moment Neid zu empfinden, wäre wirklich das Allerletzte! Das ist doch toll! Wie schön für die beiden! Ich selbst bin so unsagbar glücklich, dass es bei uns überhaupt mit einem Baby geklappt hat. Wie süß die Bilder mit dem kleinen Pärchen, mit Cousin und Cousine, nur werden würden! So goldig!

Ich gehe das Telefonat noch mal im Kopf durch. Aber: Hatte sie wirklich »Junge« gesagt? Wie sicher war denn so ein hundertprozentiger Bluttest überhaupt? Da passieren bestimmt doch auch mal Fehler.

Trotzdem ist es unfair! Ich bin so frustriert und wütend und voller Neid. Ich verstehe gar nichts mehr! Ich bin mir sicher, dass ich der schlechteste Mensch auf der Welt bin. Wladimir Putin und Kim Jong-un sind nichts gegen das Böse, das tief in meiner Brust schlägt. Es ist falsch und noch falscher, so zu fühlen! Das weiß ich ja! Ich will dieses miserable Gefühl auch nicht, aber es ist eben da! Also versuche ich, es so weit wegzudrücken, wie es eben geht, und arbeite stattdessen daran, mich mit dem Gedanken anzufreunden, einen Sohn zu bekommen.

In den vergangenen Wochen hat die Stimmung meinem Baby gegenüber immer mal gewechselt. An manchen Tagen vergesse ich hie und da sogar fast, dass ich überhaupt schwanger bin, und gehe meinem ganz normalen Alltag nach. An anderen Tagen überkommen mich Wellen von Sehnsucht und Liebe. Ich vermisse das kleine Wesen so sehr, obwohl ich es noch gar nicht kenne. Ich will nur, dass es endlich in meinen Armen liegt. Die Zeit bis zur Geburt kann gar nicht schnell genug vergehen.

Jetzt, mit der Gewissheit, dass es ein Junge sein wird, tickt die Uhr plötzlich sehr schnell. Zu schnell. Meine Schwester Sara besucht mich für ein Wochenende mit ihren Jungs. Ich freue mich auf die Bande. Eine willkommene Abwechslung, um meine Gedanken für ein paar Tage von meiner Frustration abzulenken.

Der fast vierjährige Felipe und sein zweijähriger Bruder David stürmen also in unser Haus und beginnen mit zwei Luftballons hin und her zu rennen. Als Willkommensgeschenk habe ich für den Kleinen ein Notarztauto und für den Großen einen Drachen gekauft. Die Überraschung kommt super an. Nur darf natürlich keiner das Geschenk des anderen auch nur für eine Sekunde berühren. »Nein, David! Das darfst du nicht! Das ist meins!« Und sofort setzt die Sirene ein. Und damit meine ich nicht das Notarztauto. David befindet sich ganz offensichtlich in der Trotzphase. Er wütet gegen alles und jeden, ob mit oder ohne Grund. Beim Frühstück will er sein Brot nicht mehr essen, sondern viel lieber auch wie sein Bruder ein Stück vom süßen Franzbrötchen haben. Meine Schwester, die, wie ich finde, wirklich einen guten Job als Mutter macht – liebevoll, streng, konsequent, lustig – will auch diesmal wieder durchgreifen, als das Quengeln losgeht: »Nein, David. Erst isst du dein Brötchen auf, und dann kannst du Franzbrötchen haben. Okay?« David ist aber gar nicht okay mit diesem Vorschlag. Er schaut uns alle mit einem Blitzen in den Augen an. Für einen kurzen Moment bin ich sicher, den Teufel gesehen zu haben. Dann greift er mit einer Hand alle restlichen Brötchenstücke auf seinem Teller, feuert sie auf den Boden und beginnt mit so viel Wut loszuschreien, dass ich mich schnell daran erinnern muss, wie sehr ich Kinder doch liebe und dass sicher nicht jeder Junge solche Phasen durchmachen würde.

Während die beiden Kinder meiner Schwester, gefühlt das ganze Wochenende, mit der Energie einer fliehenden Büffelherde nur von einem Ende des Raums zum anderen Ende laufen, spielt die Tochter unserer anderen, ebenfalls anwesenden Freunde mit ihrer Mutter Karten oder lackiert sich mit mir die Fingernägel. (Wir wählen Glitzer.) Und wenn die Erwachsenen gerade mal in ein Gespräch vertieft sind, blickt die kleine Lia träumend vor sich hin und gibt keinen Mucks von sich. Fairerweise muss ich sagen, dass Lia schon sieben Jahre alt ist und ihre Mutter behauptet, dass auch sie ein paar Jahre zuvor schlimme Phasen mit ihr erlebt hat. Aber behaupten kann sie ja viel. An diesem Wochenende ist Lia ein Engelchen. Und die sind bekanntlich weiblich.

Als der ganze Besuch wieder auf der Autobahn ist, gehe ich zu dem Karton, den mir meine Schwester dagelassen hat: ein Haufen Jungskleidung. Ich solle mir das rausnehmen, was mir gefällt, und den Rest dann verschenken. So macht man das unter Müttern. Und ich gehöre jetzt dazu. Als ich mich den Sachen nähere, schwenkt meine Antihaltung in Panik um. Ich will nicht. Ich kann nicht. Ich bin noch nicht so weit. Und überhaupt, Jungssachen sind eh alle hässlich. Also beauftrage ich meinen Mann, sobald er wieder da ist, den Karton in den Keller zu räumen, und beschließe, das Ganze ein anderes Mal, irgendwann, vielleicht in ein paar Monaten, durchzuschauen und jetzt aber auf die Couch zu gehen, um ein wenig zu weinen und mich in Selbstmitleid zu vergraben. Nach den ersten Tränen rufe ich meine Mutter an. – Das würden Jungs bestimmt nicht tun. Die teilen ja ihre Gefühle nicht. – Mama fragt erschrocken, ob alles in Ordnung sei, ob was mit dem Baby sei. Ich kann nicht mehr an mich halten und lasse den angestauten Gefühlen, die sich nun in einem Wasserfall reiner Hysterie ergießen, freien Lauf.

»Ich bin so fertig, Mama. Das Wochenende mit den Jungs war so schlimm. Ich wollte doch keinen Jungen. Ich mag Jungs nicht. Ich konnte mit denen noch nie was anfangen!«

Unterbrochen wird mein Monolog nur immer wieder von erbärmlichen Schluchzern und ich spüre, wie mir langsam, aber sicher erst die Nebenhöhlen, dann der Hals zuschwellen. Ich will von meiner Mutter hören, dass alles gut werden wird. Stattdessen sagt sie: »Lilli, jetzt reiß dich aber mal zusammen. Das kriegt der Kleine in deinem Bauch doch mit. Und das wird ihn ganz traurig machen.«

Das macht mich so wütend, dass ich in den Hörer schreie: »Aber wenn ich es doch so fühle?! Soll ich es lieber in mich hineinfressen? Ist das besser für mein Kind? Ich kann es gerade halt auch nicht ändern, ich war die ganze Zeit 'ne tolle Schwangere, ich war die beste Schwangere! Ich habe gestraaaahlt!!!! Jetzt bin ich's halt mal nicht! Ich spür gerade keine Verbindung. Ich weiß gar nicht, ob ich das Baby mal lieben kann.« Mir läuft der Schnodder aus der Nase und ich bin mir sicher, dass ich nie wieder glücklich werden kann. Daraufhin kriegt meine Mutter dann aber doch noch die Kurve und beginnt die Dinge zu sagen, die ich von ihr hören muss. »Ich verspreche dir, es ist ganz normal, dass du das fühlst. Du wirst ihn so abgöttisch lieben. Wir helfen dir doch alle. Das wird so eine schöne Zeit!« – »Aber ich will mir die Babysachen von Sara nicht angucken.« – »Das musst du doch auch jetzt noch gar nicht. Du gehst irgendwann selbst los und kaufst Sachen, die *dir* gefallen.« Ich hoffe inständig, dass mein Baby sein Geplansche im warmen Fruchtwasser genießt und nichts von den Gefühlsausbrüchen seiner eiskalten Teufelsmutter mitbekommt.

Ich habe mich lange nicht mehr so elendig gefühlt. Mit einem Unterschied: Wenn es mir normal mal nicht gut ging, konnte ich mit den verschiedensten Leuten drüber sprechen. Allen voran meiner Schwester. In diesem Fall sind ihre Kinder aber Auslöser oder i-Tüpfelchen oder einfach nur zur falschen Zeit am falschen Ort gewesen. Jedenfalls weiß ich, dass es sie verletzen würde, wenn ich ihr erzählte, wie ich mich wirklich fühle. Und die meisten würden kein Verständnis für meine Gedanken und Gefühle haben, sondern mir, im Gegenteil, auch noch ein schlechtes Gewissen einreden. Was nicht nötig ist. Denn das habe ich eh schon.

In der folgenden Zeit setze ich meine ganze Energie daran, die Spuren meiner Abgründe zu verstecken. »Und? Wisst ihr schon, was es wird?« – »Ja, ein Junge.« – Oh wie toll! Wow! Die Posaunen ertönen, ein Feuerwerk erstrahlt am Himmel, die Masse applaudiert, Umarmungen folgen und ein Chor an Glückwunschbekundungen setzt ein. Und mittendrin: Eine Frau, die mal wieder Freude faken muss, weil man ihr, ließe sie ihre Maske fallen, sonst eine dicke Ohrfeige verpassen würde. Mit Recht. Ich kann kaum noch in den Spiegel schauen, so sehr verachte und schäme ich mich für meine Gefühle.

Aber da ich ja eine so reflektierte Frau bin, beginne ich über das Problem nachzudenken. Der Mensch besteht halt nicht nur aus positiven Gefühlen und Eigenschaften. Und all das Negative zu vergraben, kann doch auch nicht die Lösung sein. Es gibt ja Gründe, Ängste, die ich offenbar habe und in mir diese Gedanken auslösen. Ich verabschiede mich also von meiner Fake-Reaktion und lasse die Hosen runter.

Wann immer das Geschlecht meines Kindes also Thema wird, bin ich bei Freunden und Bekannten und irgendwelchen

Menschen, die ich gerade kennengelernt habe, brutal ehrlich. »Es wird ein Junge, aber eigentlich wollte ich immer ein Mädchen.« Und siehe da, es gibt wohl noch andere Teufelsmütter, die sich entweder nach einem positiven Schwangerschaftstest oder nachdem sie das Geschlecht erfahren haben für eine gewisse Zeit nicht freuen konnten. Und Väter erklären mir, dass ihre Söhne viel ausgeglichener seien als ihre Töchter.

Eine Frau mit Tochter erzählt schließlich, sie habe ihre Freundinnen mit Söhnen immer beneidet, weil diese ihre Mama immer auf ein Podest stellen. Für ihre Tochter dagegen diene sie immer als Punching-Ball. – Podest, sieh an. Ich mag Podeste. In Clubs bin ich immer die Erste gewesen, die aufs Podest geklettert ist und da ihre heiße Tanznummer abgezogen hat. Die Vorstellung, von meinem Sohn erhoben und verherrlicht zu werden, gefällt mir.

Ich weiß nicht, ob meine Gefühlslage hormoneller Natur war. Ob sie eine dahergeflogene, fiktive Feder war, die meinem Gehirn einen Streich gespielt hat. Vielleicht war der Moment der Gewissheit, welches Geschlecht unser Baby hat, auch ein Abschied. Wochenlang war die kleine Bohne geschlechtsneutral und konnte somit immer *beides* sein. Vielleicht wäre ich ja jetzt, zu meiner eigenen Überraschung, auch traurig und verwirrt gewesen, wenn ich erfahren hätte, dass es ein Mädchen werden würde? Na ja, wahrscheinlich eher nicht. Was auch immer der Ursprung dieses ersten emotionalen Downs war, es hat gutgetan, meine Gefühle laut auszusprechen, auch wenn sie moralisch nicht korrekt waren.

Die Reaktionen der Leute auf meine Ehrlichkeit hat mich nicht nur überrascht, sie beruhigt mich. Und so beginne ich wieder Kontakt aufzunehmen zu meinem Sohn, der sich eines Abends mit seinen ersten spürbaren Tritten, einem zarten Klopfen, bemerkbar macht. Und so seiner Mutter klarmacht, er ist hier.

Die »Frau mit dem Bauch«

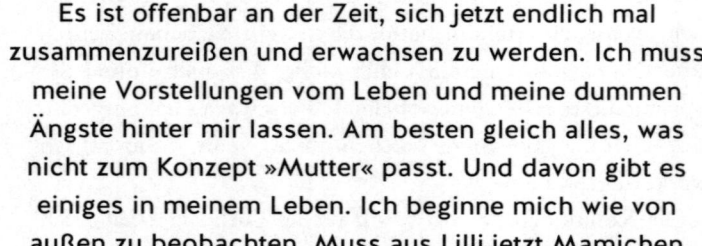

Es ist offenbar an der Zeit, sich jetzt endlich mal zusammenzureißen und erwachsen zu werden. Ich muss meine Vorstellungen vom Leben und meine dummen Ängste hinter mir lassen. Am besten gleich alles, was nicht zum Konzept »Mutter« passt. Und davon gibt es einiges in meinem Leben. Ich beginne mich wie von außen zu beobachten. Muss aus Lilli jetzt Mamichen werden oder darf sie die Alte bleiben, nur mit Kind und Papi an ihrer Seite?

Mami-Check

René und ich leben ein wahres Spießerleben. Diese Aussage stammt nicht von mir, sondern von meinen jüngeren Freund*innen. Und ja, wir sind gerne und die meiste Zeit zu zweit. Während sich andere Pärchen am Wochenende mit Freunden treffen, zusammen kochen, ausgehen, spontan noch einen Drink in einer angesagten Bar nehmen, schotten wir uns ab. Gar nicht mal bewusst. Aber wir waren beide immer unterwegs gewesen. Und Renés Jahre als Profifußballer haben immer so viel Aufmerksamkeit auf sich gezogen – sein Job fand fast ausschließlich in der Öffentlichkeit statt –, dass wir heute einfach froh sind, wenn wir zusammen mit unseren beiden Hunden abends auf der Couch sitzen, mit einem leckeren Essen und einem Glas Wein und uns keiner dabei zusieht. – Ich weiß, das klingt alles schon sehr abgeklärt und erwachsen.

An anderer Stelle allerdings mache ich dem Kind in mir – und damit meine ich nicht das Baby – nach wie vor alle Ehre. Jetzt befinde ich mich längst in der zweiten Hälfte meiner Schwangerschaft. Zum einen muss ich wohl Lebewohl sagen zu meinem großen Talent, strikte Unordnung zu halten. Kreative, geniale Menschen sind immer unordentlich. Habe ich wirklich mal irgendwo gelesen. Wenn aber jetzt noch Kleidung, Spielsachen, Fläschchen, Tellerchen und Löffelchen eines dritten Menschleins hinzukommen, herrscht im Hause Adler-Hollunder demnächst wahrscheinlich Wühltischatmosphäre. Ich sehe daher ein, dass es längst überfällig ist, an meinem Ordnungssinn zu arbeiten.

Ich will nicht riskieren, dass der Kleine eines Tages im Kindergarten rumerzählt, dass seine Mama eine Vollchaotin ist und außerdem wieder vergessen hat, die Wäsche zu machen.

Auch muss ich wohl, wenn Baby da ist, auf eine der schönsten Einrichtungen in meinem Leben verzichten: Den Lilli-Tag. Jeder in meiner Familie weiß, dass dieser Tag MEIN Tag ist und dass man mich an MEINEM Tag nicht stören darf. Eine Woche ohne einen Lilli-Tag ist für mich eine verlorene Woche. Ich brauche so einen Tag, an dem ich nichts anderes tue, als alle Verpflichtungen zu ignorieren, Frühstück, Mittag- und Abendessen im Bett oder auf der Couch einnehme und dabei immer wieder eindöse. Ich habe auch René erklärt, dass solche Dinge wichtig für Kreativschaffende wie mich seien. Wichtig für meinen Seelenfrieden. Der Lilli-Tag garantiert, dass es so auch auf lange Sicht eine Lilli in ihrer Lillihaftigkeit geben kann. Er, der ehrgeizige, disziplinierte Mann, der er immer schon war, hat damals nur resigniert den Kopf geschüttelt und musste mal wieder der bitteren Wahrheit ins Gesicht sehen, dass er sein absolutes Gegenstück geheiratet hat. Und mir wird klar, dass ich langsam Abschied nehmen muss von all den wunderschönen Ritualen, die mein bisheriges Leben so sehr bereichern.

Künftig würde ich auch kaum mehr ungestört *Bares für Rares* oder *Das perfekte Dinner* gucken können. Eine bittere Erkenntnis. Auch nehme ich mir jetzt schon fest vor, bald immer für die ganze, oder zumindest für die halbe Woche einkaufen zu gehen, sodass immer etwas im Kühlschrank steht... Ja, so machen das Mütter. Sie planen, sie führen Listen, kochen vor, frieren ein und schreiben auf, was erledigt werden muss.

Was mir jedoch am schwersten fallen wird zu ändern, ist ein Tick, der mich nun seit mehr als 20 Jahren begleitet. Wann immer ich eine Treppe gehe, rauf oder runter, oder auf einen Bordstein gehe, achte ich strengstens darauf, die letzte Stufe mit dem rechten Fuß zu betreten. Ich habe diesen Tick in einem solchen Maße perfektioniert, dass ich alle Treppen meines Gymnasiums, später die meiner Universität, des Fitnessstudios, Supermarkts oder die von zu Hause auswendig kannte. Ich wusste, mit welchem Fuß ich die Treppe beginnen musste, um unten mit dem rechten Fuß anzukommen.

Was das mit Kinderkriegen zu tun hat? Nachdem ich von meiner Schwangerschaft erfahren hatte, erwischte ich mich mal wieder beim lillimäßigen Treppen gehen. Als ich gerade den rechten Fuß auf die letzte Stufe setzen wollte, hielt ich abrupt inne. Wollte ich das meinem Kind vorleben? Mir schoss durch den Kopf, dass mein – mittlerweile erwachsen gewordener – Sohn in 75 Jahren an meinem Grab stehen würde und folgende Rede hielte: »Meine Mutter war eine gute, liebe… – Streicht das wieder. – Meine Mutter war eine bewundernswerte, unglaubliche, inspirierende Person. Aber wie wir alle wissen, war sie auch eine schwere Neurotikerin. Man könnte auch sagen, sie hatte sie nicht mehr alle.«

Also nahm ich all meinen Mut zusammen und betrat die letzte Stufe mit dem linken Fuß.

Oh nein. Ich muss meinem Kleinen ein gutes Vorbild sein. So langsam läuft mir für die Vorbereitungen dafür aber die Zeit davon.

Aber nicht nur ich muss mich ändern. René ist mehr in der Weltgeschichte unterwegs als zu Hause. Ich fühle mich jetzt schon wie eine alleinerziehende Mutter. Eines Abends ist er endlich wieder von einem neuntägigen-Businesstrip zurückgekommen. Ich habe ihm geschrieben, wie sehr ich mich auf ihn freue. Wir begrüßen uns mit einem Kuss und ich frage ihn, ob er noch Hunger hat. – Eine gute Ehefrau bin ich. – Er beginnt von all seinen Erlebnissen und Meetings, von denen ich nichts verstehe, zu erzählen. – Die gute Ehefrau hört interessiert zu und stellt an den richtigen Stellen die richtigen Fragen. – Während ich ihm einen hausgemachten, zuckerfreien Himbeer-Joghurt serviere, macht René es sich gemütlich und berichtet von einem Jobangebot. Er ist eingeladen, einen Vortrag zu halten. Zwei Tage vor dem Entbindungstermin.»Kannst du ja machen, wenn es in Hamburg ist. Ansonsten eher unrealistisch«, sagt die gute

Ehefrau und zukünftige alleinerziehende Mutter. René lacht auf. »Jetzt muss ich langsam alles absagen oder was?« Mit *alles* meint er einen weiteren Job, den er zwei Wochen vor dem Geburtstermin in München wahrnehmen soll.

»Entschuldigung, dass ich den Termin so doof gelegt habe, an dem ich DEINEN Sohn zur Welt bringe!«

»Marc sagt, die Ersten kommen immer später als ausgerechnet«, wendet mein Mann kennerisch ein.

Das ist ja schön für Marc, Renés Kumpel. Ich kenne wiederum genügend Beispiele, bei denen es anders gelaufen ist, und ich will partout nicht riskieren, dass mein Mann sich beim Einsetzen der Wehen am anderen Ende der Bundesrepublik befindet.

Ich versuche, meine Lage jetzt bestimmt zum sechsten Mal ruhig darzulegen, was mir auch ziemlich erwachsen und gut gelingt, finde ich. Findet René offensichtlich nicht.

»Jetzt bist du aber echt hormonell. Hat Marc auch gesagt, dass das irgendwann passiert.«

Oh oh.

»Willst du mich verarschen? Ich glaube, es gibt kaum irgendwo eine gelassenere Schwangere!«

Vielleicht war ich bisher nach seinem Geschmack zu wenig *hormonell*? Vielleicht war es an der Zeit, ihm mal 'ne Runde *hormonell* zu geben?!

An unserem zweiten Hochzeitstag vor ein paar Wochen hätte ich mich ruhig mal in *hormonell* ausprobieren sollen. René kam von einer mehrtägigen Geschäftsreise nach Hause. Ich, frisch schwanger und voller Vorfreude, rechnete zumindest mit einem Strauß Blumen.

Doch was soll ich sagen? Liebe Frauen da draußen, die ihr frisch schwanger und voller Vorfreude seid, habt lieber gar keine Erwartungen! – René kramte also in seinen Sachen und überreichte mir sein Geschenk. Ein Buch. *Das geheime Band zwischen Mensch und Natur* von Peter Wohlleben. Kein Geschenkpapier, dafür noch mit Preisetikett. »Weil du Bäume so magst«, antwortete er auf meinen fragenden Blick. – Ehrlich? Ein Buch als Ausdruck der tiefen Liebe? Und dann auch noch eins, in dem es darum geht, Bäume zu umarmen? Ich wollte aber kein Buch über Bäume als Liebesgeschenk. Ich wollte Blumen, Schmuck, Schokolade.

Jetzt, an diesem Abend bereue ich zutiefst, dass ich ihm nicht schon damals *hormonell* geliefert habe. Aus der Diskussion um Arbeits- und Geburtstermine wird ein saftiger Streit, wie wir ihn lange nicht mehr hatten. Auf das Gepolter folgt die Stille. Wir putzen uns die Zähne, machen uns bettfertig und schmollen vor uns hin. Keiner will von seinem Standpunkt abrücken. René macht das Licht aus und jeder dreht sich möglichst weit weg auf seine Seite des Bettes. Ich suche nach den richtigen Worten. Ich will, nein, ich kann so nicht einschlafen: »Schatz, so eine Geburt ist nicht mal eben gemacht. Ich habe da echt Angst vor. Da kann jede Menge schiefgehen.«

»Aber selbst wenn es losgeht und ich in München bin, ich würde es noch rechtzeitig schaffen«, sagt er jetzt in einem versöhnlicheren Ton.

»Ich brauche dich in den Stunden vorher. Ich kann das nicht alleine machen. Ich glaube, dir ist das noch nicht so wirklich klar, was hier passiert.« René setzt sich auf und macht die Nachttischlampe an.

Mir haben viele Frauen von diesem Moment erzählt. Dass wir ihn aber selbst erleben würden, hätte ich nicht gedacht. So sehr hat René sich doch dieses Kind gewünscht. Das eine hat aber wohl nichts mit dem anderen zu tun. »Mir ist das schon alles klar. Aber ich fühle es einfach noch nicht. Du merkst da das Baby schon im Bauch. Und du bist halt auch eine Frau. Und du hast die passenden Hormone und so. Aber für mich ist das noch komplett abstrakt.« Es tut weh zu hören, dass er noch keine emotionale Verbindung zu dem Kleinen hat. Aber er steckt halt nicht drin, oder besser gesagt, das Baby steckt nicht in ihm drin. Und so nehmen wir uns in den Arm und sagen, dass es okay ist.

Wenige Tage später legt René die Hand auf meinen Bauch und ruft begeistert: »Da! Ich habe ihn gespürt! Wahnsinn!« Er ist so glücklich. Ich lächle ihn an und sage nicht, dass er gerade meine Rippen gestreichelt hat.

René und ich sitzen im Wartezimmer bei meiner Frauenärztin. Heute ist ein spannender Termin, jetzt kann man wohl das Gesicht des Babys im Ultraschall richtig gut erkennen. Beim letzten Mal meinte ich ja schon, meine Stupsnase erkannt zu haben. Das wäre so süß, wenn er wirklich meine Nase hätte! René hat ja eher 'ne komische Nase. Zu ihm passt sie auch irgendwie. Aber meine ist auf jeden Fall charmanter. Und meine Augen soll der Kleine haben. René hat so kleine Augen, ich dagegen habe die großen orientalischen Augen aus Mamas Familie. Dafür kann er gerne Renés Lippen haben, die sind ein wenig voller als meine. Aber hoffentlich hat er nicht Renés Haare. Die sind relativ dünn. Und die Farbe ist auch nicht besonders. Bisschen Straßenköter. Meine sind die von Papa. Dicke, dunkle, voluminöse Locken. Oh ja, das wäre schön, ein kleiner Lockenkopf. – Nicht, dass mein Mann schlecht aussieht. Im Gegenteil. Aber er ist halt ein Impressionist: Von Weitem ergibt das Gesamtwerk ein harmonisches Bild, man sollte nur nicht zu nah rangehen.

Gut für das Baby wären natürlich auch noch meine Intelligenz und mein Humor. Und meine Kreativität. Und meine süßen Segelöhrchen.

Ja, so stelle ich mir mein Baby vor. Und dann wird er Arzt. Oder Virologe. Auf jeden Fall was mit Wissenschaft. Ein gut aussehender Nerd. Mamas ganzer Stolz. Was er auf jeden Fall nicht soll, ist, in Papas Fußstapfen zu treten und Fußballer werden. Ich habe überhaupt gar keine Lust, jedes Wochenende am Spielfeldrand neben überehrgeizigen Eltern zu stehen, die ihre Kinder anschreien und planen, mit ihnen ihre Rente aufzubessern. Klar, dass René und ich schon ein paar Diskussionen diesbezüglich hatten ...

Mein Kind in irgendeine Richtung zu pushen, da mache ich aber nicht mit. Es wird viele andere Dinge mit uns zusammen kennenlernen: Wir werden Kirchen besichtigen, Verkleiden spielen, Käfer unterm Mikroskop angucken und an meiner Karaokemaschine singen. Ach, und ja – Hauptsache gesund. Logo!

Auf dem Ultraschallbild sieht es aus, als hätte unser Baby einen sehr platten Hinterkopf, aber dafür ein ziemlich fliehendes Kinn und keine Lippen. »Ja, ist doch ein, ähm, niedliches Kindchen«, unterbricht meine Ärztin die Stille. René und ich nicken eifrig. »Wollen Sie, dass ich ein 3D-Ultraschall mache? Dann

Oh nein! Was, wenn mein Kind hässlich sein wird?

können Sie ihn noch besser sehen.« Ohne einander anzugucken, schütteln René und ich die Köpfe. »Ne danke, ist nicht nötig. Wir lassen uns überraschen.« Auf dem Nachhauseweg weiß ich nicht, was ich sagen soll. Schon häufig habe ich Eltern belogen, was das Äußere ihrer Kinder angeht. Wenn dann aber die Umstehenden tönten, sie hätten noch nie im Leben so etwas Hübsches gesehen, habe ich mich immer gefragt, ob denn nur ich Augen im Kopf habe.

»Süß!«, sagt René. Keine Ahnung, ob er die Wahrheit sagt.

»Ja, echt süß«, flunkere ich.

Parallelwelten

Die letzten Monate der Schwangerschaft stehen bevor und René und ich entscheiden, uns mal langsam um die Babyausstattung zu kümmern. Dabei treffen wir natürlich alle Entscheidungen auf einer absolut gleichberechtigten Basis.

Abends präsentiere ich dem zukünftigen Vater dann, was ich gefunden habe. Wie zum Beispiel das schöne skandinavische Kinderbett. Ich zeige meinem Mann die verschiedenen Farben. Er ist für Mintgrün. – Ich bestelle es in Holz-natur. – Die Wickelkommode gefällt ihm am besten in einem schlichten Grau. – Ich befördere ein freundliches Beige in den Warenkorb. – Den Kinderstuhl will er in Dunkelbraun nehmen. »René! Wir leben doch nicht in der Kolonialzeit!« – Was denkt er sich nur? Ich kaufe ihn in Mintgrün.

Ich nehme das Kinderzimmer in die Hand. Auf Instagram finde ich eine hübsche Dschungeltapete und fange außerdem an, mich in die Themen Möbel und Kinderwagen einzuarbeiten.

Dann ziehen wir los, um Kinderwagen probezuschieben. Gott, sind die meisten hässlich! Niemals werde ich mich mit so etwas auf der Straße blicken lassen, denke ich bei mindestens jedem zweiten Teil. René ist offener und sofort vom deutschen Bestseller-Modell begeistert. »Guck mal, der ist doch super. Mit schwarzem Gestell und 'ner braunen Wanne.« Hm, ich habe bei einer Bloggerin auf Instagram einen extrem stylishen Wagen gesehen. – »Was ist denn mit dem hier? Der ist doch hübsch«, versuche ich es vorsichtig. – »Lilli, ich fahre doch nicht mit Rosé-gold durch die Gegend.« Mist. Ich heuchle Entgegenkommen und beginne, Renés Favoriten über ein paar Hindernisse zu schieben. Ja, er fährt ziemlich gut, da kann ich nicht meckern. –

»Mal schauen, wie er sich zusammenklappen lässt.« Links und rechts befinden sich kleine Hebel und Knöpfe, die man gleichzeitig drücken und ziehen muss, damit das Teil in sich zusammenfällt. »Boah, ist das kompliziert! Da brauchst du ja voll die Kraft in den Fingern!« Jetzt versucht René es. Das Ding ist im Handumdrehen zusammengeklappt.

Verkäuferin Carmen tritt an unsere Seite. Zu unserem Glück. Zu ihrem Pech. Carmen versucht immer wieder, die aufkochenden Emotionen und den immer angespannteren Ton zwischen René und mir herunterzukochen.

»Aber sei doch nicht so ein Gender-Macho! Heutzutage ziehen Männer sogar Rosa an!« Jetzt hole ich *die* Keule raus. Und an Carmen gewandt: »Oder was meinen Sie? Ist das Roségold bei allen Männern unbeliebt?« Carmen blickt unschlüssig zwischen uns beiden hin und her.

Baby-Markt-Verkäuferinnen müssen bestimmt Weiterbildungen in Paartherapie machen. An diesem Tag kann unsere ihre Skills auf jeden Fall sehr gut anwenden…

»Ja, also, ne, es gibt schon auch Männer, denen der Wagen so in dieser Kombination gefällt, manchmal.«

»Siehst du, Schatz. Du musst dich einfach mal öffnen.«

»Das sagt die Richtige!«, fährt er mich an. Schnell grätscht Carmen dazwischen.

»Weil Sie so viel bei uns kaufen, bekommen Sie diesen schönen Windeleimer noch gratis dazu und dürfen einen Stoffüberzug dafür aussuchen.«

Inzwischen sind wir sage und schreibe drei Stunden in dem Laden. Es fehlt an Sauerstoff und hinsetzen können wir uns auch nicht. Renés Seufzer werden immer unüberhörbarer. Er beginnt sich die Augen zu reiben. Ein gutes Zeichen. Ich bin durch langjährige Shoppingerfahrung mehr gewöhnt. Ich muss meinen Mann also nur mürbe machen und anschließend langsam ausbluten lassen, dann vergisst er irgendwann, dass er einen eigenen Willen hat.

»Ach, nimm doch, was du willst. Ich darf doch eh nichts aussuchen!«. – Sag ich doch.

»Aber das stimmt doch nicht, Schatz. Du darfst doch den Bezug für den Windeleimer aussuchen. Welcher soll's sein?« Er zeigt auf die Elefanten. Schrecklich. Einfach nur schrecklich!

»Ja cool, der ist echt schön!«, lüge ich. Glücklich marschiere ich zur Kasse. René schlurft hinterher.

Zu Hause angekommen, stelle ich den Windeleimer neben die schöne Wickelkommode. Natürlich zerstören diese furchtbaren Elefanten das perfekte Arrangement. Sie müssen also leider verschwinden. Ich ziehe den Bezug ab und schmeiße ihn mitsamt der Verpackung in den Müll.

Wenn ich eins lieben gelernt habe in meiner Schwangerschaft, sind es die vielen gut gemeinten Ratschläge, die ungebeten auf einen einprasseln. Ganz vorne mit tollen Tipps sind die Paare, die erst vor zwei Wochen oder so geworfen haben, aber meinen, schon einen Erfahrungsschatz von 20 Jahren mitzubringen.

»Wenn ich dir einen guten Rat geben darf…«, beginnen diese Gespräche immer. – Nein, darfst du nicht.

»Also wenn du mich fragst…« – Ich habe dich doch gar nichts gefragt.

Dann ein leicht arrogantes Lachen und: »… aber, das wirst du noch sehen.« – Es ist nur nett gemeint, versuche ich dann meine aufkommenden Aggressionen zu unterdrücken und diese Gespräche schnell in eine andere Richtung zu lenken.

Dann gibt es die Eltern, die ungefähr jedes Buch, jeden Blog und jedes Forum mehrfach durchgelesen haben. Die wissen natürlich alles noch viel genauer als die anderen. Klar, sie können ihre Haltung ja auch mit Expertenwissen und Quellenangaben untermauern: »Studien haben gezeigt…« – »Also, davon ist man ja heute ganz weg…« Ah ja, ich sollte dankbar sein, dass mir gerade eine lebende Doktorarbeit gegenübersitzt.

In einem Gespräch mit einer Dreifachmutter wird mir ein ganz wunderbarer Rat nahegelegt. Ich habe gerade erklärt, dass ich mich – toi, toi, toi – super fühle, mit Mega-Energie und so. Aber mein Gegenüber scheint mir nicht richtig zuhören zu wollen und sagt:»Lilli, mach jetzt mal ruhig. Bleib zu Hause und brüte.« Das ist der Todesstoß. Der absolute Antirat. Der Aufprall auf dem Asphalt. Nur weil sie ihren Hintern in ihrer Schwangerschaft wahrscheinlich nicht ein einziges Mal von der Couch erhoben hat.

Nicht weniger schlimm sind die Leute, die einen von nun an als »Mami« begrüßen. »Hallo, Mami.« – »Wie geht's unserer Mami?« Was eine Unverschämtheit! Wag es, mich Mami zu nennen! Ich bin doch verdammt noch mal immer noch ich, Lilli. Muttersein ist ab jetzt ein Teil von mir, ja. Nicht aber meine neue und einzige Identität. Daher halte ich mich zurzeit lieber hauptsächlich an meine kinder*losen* Freunde. Auch wenn das nicht mehr viele sind. Die sind neugierig und interessiert und wissen genauso wenig über die

Was bin ich jetzt? Eine Eier ausbrütende Osterhäsin? Kein Wunder, dass ich mich wieder darin bestätigt fühle, dass Kinder kriegen Menschen verändert. Nicht unbedingt zum Besseren.

Materie wie ich. Und wenn ich doch Fragen habe, weiß ich genau, welche Freundinnen ich anrufen kann, um eine knappe Antwort und keinen ellenlangen Monolog zu erhalten. Wieso wollen mir alle etwas aufdrücken, mich zu etwas machen, das ich nicht bin? Und überhaupt, warum darf ich nicht einfach ich selbst bleiben? Als schwangere Version halt.

Weiter geht es mit dem Outfit, genannt Umstandskleidung. Ja, ich habe jetzt ein Baby im Bauch. Und ja, ich muss auf alle möglichen Dinge verzichten. Aber warum soll ich deswegen auch auf Stil und Geschmack verzichten? Kaum ist man schwanger, wollen sie dir Wölkchen und Sternchen, oder noch schlimmer, *Pünktchen* anziehen. Ihr versteht, dass ich diese Problematik nicht ohne das Partikel »-chen« beschreiben kann. Denn so ist es doch. Wir Schwangeren werden zu »Chens« gemacht! Aber welche erwachsene Frau will schon ein Chen sein? Chens sind das Gegenteil von sexy und stolz und selbstbestimmt! Nennt mich doch gleich »Mamichen«!

Kommen wir zum Look von Mamichen: Ist euch mal aufgefallen, dass viele der Umstandsoberteile Querstreifen haben? Wozu? Damit man noch dicker aussieht? Und von normalen, kräftigen Farben darf man sich auch verabschieden. Stattdessen müssen Schwangere in blassen Pastellfarben rumlaufen, die danach aussehen, mehrfach verdaut und wieder ausgekotzt worden zu sein. Hier auch noch ein Wort zum Wasserfallausschnitt.

Als trächtiges Weibchen verliert man offenbar das Recht, an aktuellen Bekleidungstrends teilzunehmen.

Ein Bekleidungsphänomen, das meistens bei der kurz vor der Rente stehenden Religionslehrerin auftritt. Eine Anfang 30-jährige, strahlende Schwangere sollte so gekleidet nicht durchs Leben gehen müssen.

Braucht man ja auch nicht. Man ist ja eh mit Brüten und auf der Couch Rumsitzen beschäftigt.

Ich fühle mich zeitweise nicht mehr zugehörig. Ein neues Kapitel in meinem Leben beginnt, darauf freue ich mich. Aber ich will mein altes doch nicht komplett zurücklassen. Ich stehe im Abseits, immer gibt es für mich eine Extrawurst: »Wein für alle! Lilli, du kannst ja fahren, oder?« »Könnten Sie bei mir den Blauschimmelkäse weglassen?«

Ja, ich weiß, wofür ich das alles mache, und ich darf manche Dinge in diesen Momenten trotzdem einfach mal kacke finden. Nicht selten blicke ich in den Spiegel und sehe einen anderen Menschen. Eine Fremde. Der immerzu juckende Bauch scheint gar nicht mehr aufhören wollen zu wachsen. Meine neuen Riesenbrüste beginnen sich auf ihm abzulegen. Ich mutiere zu einem Schönheitsideal aus einer anderen Zeit, so vor 30 000 Jahren. Es ist mir ein Rätsel, wie sich die gedehnte Haut tatsächlich wieder perfekt zurückbilden soll. Rückenschmerzen setzen ein. Der gemeine Ischiasnerv schießt mir jetzt immer öfter von einem Moment auf den anderen in meinen Hintern. Oft habe ich das Gefühl, jemand hat mir ein starres Brett an den Steiß genagelt. Und ob ich will oder nicht, der Schmerz und die Unbeweglichkeit zwingen auch mich in den Schwangeren-Watschelgang.

Ganz bewusst entscheide ich, dass sich meine Erde trotzdem in meinem Tempo weiterdrehen wird. Ich werde auch jetzt nicht zu Hause auf meiner Couch sitzen und mir mein Leben aus der Hand nehmen lassen. Kaum beschlossen, nehme ich Fahrt auf für ein neues Projekt. Ich bequatsche meinen sehr guten Freund und Kollegen Chris Gebert aus Berlin, einen Podcast mit mir zu machen. Er ist der lustigste Mensch, den ich kenne, und genau der Richtige dafür. So haben wir »Mea Culpa – Schande über unser Haupt« gestartet. Reden über Gossip, die Schauspielbranche, Sex, Beziehungen, Dates, Geburtsvorbereitungskurse und was das Leben noch so hergibt. Es fühlt sich super an und macht Riesenspaß.

Irgendwann fragt mich jemand, ob es denn Sinn mache, jetzt noch ein Projekt anzufangen, für das ich doch bald keine Zeit mehr haben würde. – Wie bitte? Jetzt erst recht!

Red-Carpet-Belly

Einladungen zu Events nehme ich jetzt mit Kusshand an. Wer weiß, wie lange ich noch die Zeit dafür habe. Ich tue es, obwohl mir meine alte Schauspielagentin mal gesagt hat, dass es unklug wäre, sollte ich eines Tages schwanger sein, auf Rote-Teppich-Veranstaltungen zu gehen. In den Köpfen der Caster, die einen mit Bauch sehen, sind alle Schauspielerinnen nämlich Minimum fünf Jahre lang schwanger. Und Männer aus der Branche, die Entscheidungen über Besetzungen treffen, würden auf ewig zweifeln, ob die ihre früheren Körper wieder zurückbekommen. So hat man keine Chance, nach einer Geburt im Geschäft zu bleiben.

Mir ist es egal. Ich denke mir, in Zeiten von Instagram kann jeder sehen, wann mein Bauch wieder weg ist, und ich muss einfach mal wieder in mein altes Leben eintauchen.

Chris und ich besuchen im Rahmen der Berlinale zwei Events. Ich lasse mich von einer Maskenbildnerin hübsch machen, suche Outfits aus, die meine kleine Kugel noch betonen, und trage diese stolz über den roten Teppich.

Als Schwangere auf einer Veranstaltung mit viel Presse und noch mehr Prominenten polarisiert man. Das weiß ich jetzt. Erstmal hassen einen die meisten, weil man sich nicht hinten in der Schlange in der Eiseskälte anstellen muss. Wozu trage ich denn mittlerweile schon eine Neun-Kilo-Gewichtsweste mit mir rum, wenn man sie nicht auch mal im richtigen Moment benutzen kann? Ich gehe also mit Chris an der Menschenschlange vorbei, zielstrebig zu der Frau am Eingang mit der Gästeliste: »Entschuldigung, aber ich bin hochschwanger. Ich möchte mich wirklich ungerne hier in der Kälte…« – »Oh, natürlich. Kommen Sie mit.« Das läuft doch super. Anschließend geht es auf den Teppich.

Meine Pressefrau sagt mir immer, das sei meine Hausaufgabe an so einem Abend. Einmal ablichten lassen und danach könne ich theoretisch wieder gehen. Was andere lieben, ist für mich immer ein bisschen peinlich. Insbesondere in Berlin, wo »richtige« Prominenz rumläuft und mich kein Schwein kennt.

Chris und ich treten vor die Kameras und lassen uns von den Fotografen herzlich für eine Fotosession begrüßen. Sie schreien uns durch die Menge an: »Der Mann mal die Hand auf den Bauch. Los! Der Vater die Hand auf den Bauch!« Wir schreien im Wechsel zurück:

»Das ist nicht der Vater!«

»Ich bin nicht der Vater!«

»Dann die Frau mit dem Bauch alleine!«

Die Frau mit dem Bauch… Das ist so unverschämt. Ich liebe es! Endlich mal wieder in meinem oberflächlichen Element, fernab von Brüten und Brustwarzen-Talk.

Die Party an dem Abend ist ebenfalls nicht schlecht. Guter 90er-Hip-Hop, zwar nichts zu essen für Schwangere – alles nur roh – dafür interessante Leute.

Zum Lästern hinterher im Podcast ist einiges dabei. Das lässt sich auch gut ohne Alkohol aushalten. Die Reaktionen auf die Frau mit dem Bauch sind auch ziemlich gut. Ganz nach dem Motto: Was hat die denn hier zu suchen? Als hätten sie Angst, mir könnte jeden Moment die Fruchtblase platzen und über ihre teuren Schuhe

Entweder lächeln mich Fremde verliebt an, halten mir die Tür auf oder lassen mir den Vortritt. Oder sie schauen angewidert an mir hoch und runter.

suppen. Diese Blicke amüsieren mich gewaltig. Und ich merke, es war die richtige Entscheidung gewesen, das Haus mal wieder zu verlassen.

Am folgenden Abend, auf der nächsten Veranstaltung, verlassen mich dann aber schnell die Kräfte und ich muss meine Beine hochlegen. Es geht wohl doch nicht mehr so wie früher, aber das ist in Ordnung. Ich sage Chris, er soll ruhig noch bleiben, und verabschiede mich.

Zurück in Hamburg, kaum aus dem Zug ausgestiegen, wartet auf mich das reine Gegenprogramm. Ich bin zu einer Veranstaltung einer Windelfirma eingeladen. Wohin man auch blickt, überall sind Kinder. Und Mütter. Und veganes Essen. Was aber, zugegeben, ziemlich lecker ist.

Es werden verschiedene Workshops angeboten. Ich nehme an einer Gruppe teil, in der mit einer Hebamme und einer Schlafexpertin das Thema »Kinder und Schlafen« besprochen wird. Jeder in der Runde soll sich kurz vorstellen. Wie viele Kinder, wie alt, gab's Probleme beim Schlafen?

Ich gebe an, blutige Anfängerin zu sein und einfach nur für die Zukunft zuhören und lernen zu wollen. Der Reihe nach erzählen die Frauen ihre Geschichte. Es ist alles dabei: Ein Kind schläft immer bis zehn Uhr morgens und muss dann geweckt werden. Ein Traum! – Und eine andere berichtet davon, dass sie ihr zweieinhalbjähriges Kind immer noch 15-mal am Tag stillt und so in der Nacht höchstens ein, zwei Stunden am Stück schlafen kann. »Oh Gott, ein Albtraum!«, bricht es aus mir heraus. Die gesamte Gruppe verstummt und starrt mich böse an.

Klar machen Eltern für ihre Kinder so gut wie alles. Aber ich will nicht verstehen, wie man so zum Sklaven eines kleinen Wesens werden kann. Okay, wir reden da in ein paar Wochen noch mal drüber ...

Ich versuche die Situation irgendwie zu retten: »Also, oh Gott. Also, du Arme. Das tut mir so leid. Wie schaffst du das nur? Und dabei immer noch so gut auszusehen?«

Ihre Augenringe sind schwärzer als meine Seele. Keine nimmt mir diesen erbärmlichen Rettungsversuch ab. Wenn ich mich jetzt nach diesem Fauxpas mit einer Frage melde, nimmt mich die Schlaf-Coachin nicht mehr dran. Noch nicht einmal Mutter, werde ich schon jetzt aus dem Kreis der Mütter ausgeschlossen. Ich muss wirklich toleranter werden.

Einen Tag später geht es aber noch weiter. Die Entscheidung »Kinderwagen« ist immer noch nicht final gefallen. Roségold gegen den Bestseller, von dem es jetzt sogar ein überarbeitetes Modell geben soll. Und René hält es für eine gute Idee, dass wir uns das neue Exemplar sicherheitshalber noch mal anschauen. Mit »wir« meint er allerdings nur mich, er ist mal wieder nicht in der Stadt. Daher gehe ich alleine auf die… – mir fällt es schwer, diese Worte zu schreiben. Ja, ich, Lilli Hollunder, gehe auf die: *Babymesse.*

Hier wimmelt es nur so von Babys und Geschwisterkindern und Müttern und Vätern. Der zweite Tag meines persönlichen Albtraums in Folge. Hoch konzentriert betrete ich die Halle. Der Plan ist einfach. Rein, den richtigen Stand finden, Kinderwagen ausprobieren und wieder raus. Dass René so etwas Menschenunwürdiges von mir verlangt! Ich zweifele in diesem Moment an seiner Liebe. Dafür meint es der liebe Gott gut mit mir. Besagter Kinderwagen befindet sich direkt am ersten Ausstellungsstand. Der Hersteller wirbt damit, den Zusammenklappmechanismus vereinfacht zu haben. Sofort mache ich mich ans Werk. Aber auch dieses Mal quetscht das blöde Ding mir wieder meine Finger ein. Ich bekomme direkt wieder schlechte Laune und fange an, an dem Teil zu rütteln und es auf den Boden zu hauen. »Jetzt werd doch endlich klein, du Kackteil!«, fluche ich vor mich hin. Eine Verkäuferin schaut mich verunsichert an und eilt mir schließlich zu Hilfe. Es ist Carmen. Unsere Mediatorin.

»Darf ich mal?«, fragt sie zart und vorsichtig, so als würde sie einer Irren das Messer aus der Hand nehmen wollen. Sie darf. In wenigen Sekunden faltet sie mit geübter Leichtigkeit den Wagen zusammen. Man kann nicht sagen, ich hätte es nicht versucht.

Ich entscheide, dass dies einfach nicht *mein* Kinderwagen ist, das Votum hiermit offiziell an Roségold geht, und lade Carmen auf einen Crêpe ein.

Unterwegs zum Stand schaue ich mir die Familien an. Frischgeborene Babys werden stolz umhergefahren oder in Tüchern getragen. Ich erwische mich dabei, die Kinder zu bewerten. Was ein hässliches Kind! Boah, bist du dick! Hoffentlich kriegt meins, so klein, nicht schon so eine große Nase!

Ich warte darauf, dass die Babys etwas bei mir auslösen. Dass mein Herz anfängt zu hüpfen, dass ich irgendeine Rührung verspüre. Doch nichts passiert.

Dann versuche ich mir vorzustellen, dass ich bald die Person sein werde, die so einen Winzling umherträgt. Aber um Gottes willen, natürlich niemals mit so einer Ökomütze. Schließlich gebe ich es auf, auf die Stimme aus meinem Herzen zu warten, die mir sagt, dass diese überhaupt vorhanden ist. »Ich mag eigentlich keine Kinder«, meine ich Carmen beichten zu müssen, während ich meinen Bananen-Nutella-Crêpe kaue. – »Hauptsache, du magst dein eigenes«, erwidert sie. Recht hat sie, das muss erst mal reichen. Ich überlege noch einen zweiten Crêpe auf die schockierenden Erlebnisse der letzten beiden Tage zu essen, verwerfe den Gedanken aber und mache mich auf den Heimweg. Das war genug Zucker und Kinder für ein Wochenende. Der metaphorische Milcheinschuss wird schon noch kommen. Hoffentlich.

Ich habe mich übrigens ruckzuck an den Gedanken gewöhnt, einen Sohn zu bekommen. – Okay, das ist gelogen. Es hat seine Zeit gebraucht. Viel Zeit und viele, viele Gespräche. Ich befinde mich nun weit in der zweiten Hälfte der Schwangerschaft. Und in dieser Zeit nehme ich auch den Rat meiner Mutter an und kaufe die ersten Babysachen. Babykleidung in der Hand zu halten, macht das Ganze plötzlich sehr viel realer. Und auch ich kann mir ein »Och Gott, ist das süß!« nicht verkneifen.

Die Vorfreude meiner Schwiegereltern dagegen ist unaufhaltsam. »Ich bin an einem Laden vorbeigekommen. Die hatten so süße Sachen, da musste ich einfach zuschlagen«, berichtet Renés Mutter am Telefon. Schön, wie sie sich freut. Gleichzeitig werde ich nervös. Es ist wohl an der Zeit, einmal abzustecken, was mein Kind in Zukunft tragen soll, und vor allem, was nicht. »Das ist ja echt lieb, Kerstin. Da freuen wir uns. Aber bitte nicht zu viel Blau, nur weil er ein Junge ist. Also eigentlich gar kein Blau. Und keine Sprüche auf den Klamotten. Und keine komischen Figuren. Und bitte keine Sterne. Und nichts mit Fußball. Er soll seinen eigenen Weg finden, weißt du? Erdtöne sind gut. So Ibiza-Style. Aber nicht zu öko.« Das läuft doch super.

Ich bin entspannt und finde, dass ich mehr und mehr in der Mutterrolle ankomme, gleichzeitig bin ich voller Tatendrang und beginne einen Japanischkurs. Einmal die Woche treffe ich Frau Kayoko. Es ist ein gutes Gefühl, auch mein Gehirn mal wieder an Grenzen zu bringen. Was alleine schon dadurch passiert, dass ich Frau Kayoko kaum verstehe, wenn sie deutsch spricht.

Außerdem mache ich mehr Sport als jemals zuvor, Chris und ich bekommen super Feedback für unseren Podcast, ich schreibe sehr intensiv an diesem Buch und freue mich immer mehr auf den kleinen Jungen. Unheimlichen Spaß macht mir auch mein Schwangerschafts-Yoga-Kurs, bei dem wir Mantren singen und uns rhythmisch vor- und zurückwerfen. Anfangs komme ich mir natürlich ein bisschen blöd vor. Doch von Mal zu Mal fühle ich mich wohler und werde lauter und lauter: »Kundalini Mata Shakti, Mata Shakti, Namo Namo.« Eigentlich ist das doch nicht anders als die Show, die ich alleine in meinem Büro vor meiner Karaokemaschine abliefere, und so mache ich die Yogamatte zu meiner Bühne.

Zu Hause berichte ich dann René ganz euphorisch von der Stunde und vor allem von der wundervollen Bettina. Bettina hat gesagt … Und Bettina hat auch gesagt … Und dann meinte

Bettina, dass... Ich bin zugegeben ein bisschen verliebt in die wundervolle Bettina. »Und dann befindet man sich als Schwangere wieder in einer ganz neuen Phase. Das kommt so plötzlich, schubweise. Und gerade jetzt beginnt es eng zu werden, alles drückt und zwickt. Man hat weniger Luft zum Atmen, sagt Bettina. Und das stimmt wirklich! Sie meint das auch im übertragenden Sinne und hilft uns mit Übungen, Raum in unserem Körper zu schaffen. Aber auch der Geist braucht Zeit, um sich neu anzupassen. Bettina findet außerdem, dass wir uns *natürlich* fragen dürfen: Wo bleibe ich dabei? Es dreht sich ja jetzt auch alles ums Baby und die Geburt und Bettina sagt, wir Schwangeren müssen uns daher auch immer wieder Zeit und Platz für uns nehmen. Sie hat es so was von auf den Punkt gebracht! Schon wieder! – Wo bleibe ICH bei alldem, René? Wo bleibe *ich?* Kannst du mich heute Abend kraulen? Ich glaube, das würde mir guttun...« Alles dreht sich ums Baby und die Geburt. Bettina sagt aber, wir Schwangeren müssen uns auch immer wieder Zeit und Platz für uns nehmen!

Außerdem ernähre ich mich jetzt ganz gesund und verzichtete sogar auf Zucker. Neuste Studien sagen – oh Mann, jetzt bin ich schon selbst so eine Klugscheißerin –, dass sich die Wahrscheinlichkeit, dem Kleinen meine Allergien zu vererben, verringert, wenn ich auf raffinierten Zucker verzichte und meine Darmflora pflege. Und das tue ich. Ich will nichts unversucht lassen, um meinem Kind ein Leben mit Neurodermitis und somit unersättlichem Juckreiz zu ersparen. Also schlucke ich jeden Morgen brav die Darmtabletten, die mir Dr. N. verschrieben hatte. Starte den Tag mit Haferschleim, Leinöl, Obst und Quark. Versuche den bösen, bösen Weizen zu reduzieren und viel Wasser zu trinken. Für einen schönen Stuhlgang schaufle ich mehr und mehr Grünes in mich rein. Was zum Erfolg führt. Wo andere Schwangere über Verstopfung und Blähungen klagen, kann ich jeden Tag, gleich mehrfach, blendende Ergebnisse vorweisen.

Dann buche ich einen Hypnosekurs für mich allein und einen Vorbereitungskurs für René und mich. Höre einen Podcast – *Die friedliche Geburt* –, der mich positiv auf die Geburt einstimmen soll, und beginne Tiefenentspannung zu praktizieren. Es fruchtet.

Alles was ich dafür tun muss: An *dem* Tag der Tage werde ich wie eine stolze, trächtige Stute oder eine weise, trächtige Elefantenkuh auf meine Instinkte hören und eine sichere Ecke aufsuchen, in der ich geschützt bin vor Raubtieren. In meinem Fall also einen Kreißsaal.

Ich spüre die Jahrtausende alte, weibliche Urkraft in mir. Mir wird klar, warum wir Frauen wirklich die viel tolleren Menschen sind. Eigentlich sind wir, man muss es auch mal beim Namen nennen, nichts anderes als Göttinnen.

Ich werde mich dann voll und ganz auf die wunderschöne Erfahrung einlassen, mich ihr hingeben, meinem Körper vertrauen, die Wehen, ich meine, die Wellen, genießen und mich von ihnen davontragen lassen. Davon in einen tranceähnlichen Zustand, an meinen sicheren Kraftort, eine malerisch schöne Mittelmeerbucht…

Träum weiter.

Bauchgefühle

Erste Meldungen über irgendein Virus auf irgendeinem chinesischen Markt flattern über die Medien herein. Aber was kümmert mich das schon? China ist weit weg und Viren gibt es immer wieder auf diesem Planeten.

Ich hatte in den vergangenen Wochen auch genug anderes zu tun. René und ich waren noch mal auf einem kurzen, dafür ziemlich schönen Babymoon-Trip: Mauritius. Ja, wir lassen auch kein Klischee aus. Weiße Strände, Delfine und die Kokosnuss am Strand. Wir genossen die kreolische Küche, machten viel Sport und ich im türkisblauen Wasser viele coole Instagram-Fotos. Es tat so gut, endlich mal wieder Zweisamkeit zu haben.

Eine Freundin hat mir schon am Anfang der Schwangerschaft geraten, wir sollen einfach immer fleißig weitermachen – im Bett. Nach der Geburt würde ich vielleicht Verletzungen haben und außerdem wären wir als Eltern dann eh mit unserer kompletten Aufmerksamkeit erst mal beim Baby. »Also, bleib dran! Und sei 'ne gute Ehefrau!«, hatte sie lachend gesagt.

Allerdings verschlang mein Mann anstelle seiner Frau ein Buch nach dem anderen. Ich kann ihm da keinen Vorwurf machen. Sex ist jetzt nämlich so 'ne Sache.

Das sollte für mich kein Problem sein. Ich mag Sex.

Wenn ich allerdings jetzt, im siebten Monat meiner Schwangerschaft, über Sex auch nur nachdenke, ist der mindestens so weit weg wie dieser chinesische Virus-Markt. Es geht einfach nicht mehr. Ehrlich gesagt schon länger nicht mehr. Es fing damit an, dass es irgendwie unangenehm war und dann tat's sogar richtig weh. Klar, man kann auch noch andere Sachen machen. Hie und da kommt das auch vor. Aber dann ist da noch der große Bauch und mit ihm die Unbeweglichkeit. Ich habe zwar noch Lust und finde mich auch nach wie vor schön, aber von *sexy* kann nicht mehr die Rede sein. Und René? Der befindet mich fast täglich für: süß. Ja, *süß*!! Wir alle wissen, was das bedeutet.

Mir fällt es schwer, zu akzeptieren, dass tatsächlich mal etwas *nicht* mehr funktioniert. »Aber ist das nicht total doof für dich, wenn wir jetzt bestimmt drei Monate keinen Sex mehr haben, und dass das dann nach der Geburt vielleicht auch noch mal ein oder zwei Monate so weitergeht?« René ist wie immer verständnisvoll: »Es geht jetzt halt mal für eine Zeit um andere Dinge. Was sind schon ein paar Monate, wenn man das ganze Leben betrachtet?« Klingt irgendwie abgedroschen, er meint das aber so. Mein Mann hat recht. Ich habe noch nie von Paaren gehört, die nach dem ersten Kind nie wieder Sex hatten, außer Lane bei den *Gilmore Girls*.

Diese Mücke habe ich also begraben. Sehr schön. Es gibt ja auch noch genug andere Mücken, die man zum Elefanten machen kann. Langsam komme ich zum Beispiel nicht mehr an meine Füße ran. Eigentlich egal, die Schuhe passen eh nicht mehr. Solange sie *nach* Geburt wieder passen! Habe da schon anderes gehört. Das wäre ein herber Verlust!

Außerdem habe ich jetzt auch gerne mal Panikattacken. Noch immer habe ich keinen Babysitter für den kleinen Mann. Was wenn ich nach der Geburt ganz dringend ganz wichtige Sachen zu tun habe wie zum Beispiel... Keine Ahnung, aber ganz Wichtiges halt?! Oder was, wenn René mich eines Tages für eine Jüngere verlässt? Wer nimmt mich denn dann noch? Was wird dann aus mir? Aus der Alleinerziehenden?

Warum ich so bin? Langsam wird mir bewusst, dass ich mich auch auf mehreren Ebenen verändere. Ich war mal das

Mädchen, das sich immer ausgemalt hat, wie wohl ihr erster Kuss sein würde. Mein erster Kuss ging dann mit 17 im Türkeiurlaub an Joe, einen Engländer, der aussah wie Prinz Charles in jung. Wir saßen am Pool und die Erfahrung war ziemlich nass und schleimig. So hatte ich mir das echt nicht vorgestellt. »Is it normal, that it is so wet?«, habe ich ihn dann in bestem Schulenglisch gefragt. Noch Tage später spürte ich Joes Zunge in meinem Mund rotieren und wusste, dass diese Sache mich zu einem anderen Menschen gemacht hat. Aus dem Mädchen war eine Frau geworden. Und aus genau dieser Frau wird jetzt bald eine Mutter.

In Zukunft werde ich immer mit Anhängsel durchs Leben gehen. Sollten René und ich uns eines Tages trennen, werde ich für neue Männer weniger »die Frau«, sondern vielmehr »die Mutter« sein. Die Frau mit dem Kind. Ausgeleiert. Was mich sehr wahrscheinlich deutlich weniger attraktiv macht. – Oder besonders interessant? – Ach, was weiß ich.

Ich könnte mein Gehirn verfluchen. Kann es mir nicht mal ein bisschen Ruhe gönnen und mich mit so wirren, bescheuerten Gedanken in Frieden lassen? Es gibt schon genug reale Sachen, die mir Angst machen.

Das Virus ist in der Zwischenzeit zu einem ausgewachsenen Elefanten mutiert und in Deutschland angekommen. Kein Tag vergeht, an dem die Zeitungen nicht mit »Corona«-Überschriften gefüllt sind. Eine Pandemie ist ausgebrochen, die jeden von uns in irgendeiner Weise betrifft. Wir sollen auf soziale Kontakte verzichten und weitestgehend zu Hause zu bleiben. Meine Familie habe ich also das letzte Mal vor Monaten gesehen. Ich treffe keine Freundinnen mehr, mit denen ich meine Babyreise teilen könnte, und Renés Jobs sind alle abgesagt.

Ja, ich habe mir schon mehr Zweisamkeit gewünscht. Aber gleich so viel? Mein Mann ist jetzt von morgens bis abends zu Hause. Sieben Tage die Woche. Der Anfang war ein bisschen holprig. So meinte er, meine gut ausgetüftelten Strukturen im Alltag durcheinanderbringen zu müssen. Er sortiert das Besteck in der Spülmaschine beispielsweise nicht so vor, dass man beim Ausräumen später nur noch Zupacken muss. Seine hundert Espressotassen stellt er außerdem querbeet ins obere Fach. – »Links, du musst einfach mit allen Tassen und Gläsern auf der linken Seite anfangen!« – Ich weiß nicht, wie oft ich ihm das schon gesagt habe. Wir streiten uns wegen Nichtigkeiten. Nach einer Weile grooven wir uns aber langsam ein. René entwickelt sich zu einem guten Hausmann, der mithilft und mir viel abnimmt. Auch meine Kurse sind abgesagt. Kein Yoga mehr, keine Bettina! Der Vorbereitungskurs findet online statt.

Ein ganzes Wochenende verbringen wir vorm Computer. Die Anti-Lilli hat eigentlich damit gerechnet, das Ganze nicht ernst nehmen zu können. Überraschenderweise war es aber total interessant. Besonders der Anatomieteil. Absolut sinnvoll waren einige Informationen für René. Gut, er weiß immer noch nicht, wie man eine Windel wechselt oder das Baby überhaupt anhebt. Aber die Abläufe fürs Krankenhaus hat er brav mitgeschrieben. Nur als es *An die zehn Paare sitzen vor ihrem Laptop in einer Konferenzschaltung und schauen zu, wie die Hebamme eine Babypuppe durch ein Beckenmodell quetscht.* darum geht, die Atmung vor der Kamera zu üben, bricht er ständig in Gelächter aus und schiebt sein Gesicht aus dem Sichtfeld. Alle anderen Männer haben sich natürlich unter Kontrolle, nur meiner muss mal wieder unangenehm auffallen. Ist ja klar.

Seit diesem Wochenendkurs sagt er mir jetzt ständig, wie stolz er auf mich sei. Wie toll ich alles mache. Ich bin gerührt. Wie aufmerksam von ihm! Dann fällt mein Blick auf seine Notizen. In Großbuchstaben und dick eingekreist stehen da die Wörter: »FRAU LOBEN!« Mein Mann scheint seine Hausaufgaben zu machen.

Richtig viel wurde in dem Kurs über die aktuelle Situation in den Kreißsälen geredet. Das Thema war ein richtiger Stimmungskiller. Wegen diesem blöden Virus durften Männer zeitweise gar nicht mit zur Geburt. Es fällt mir schwer, nicht in eine Sinnkrise zu stürzen. Also stürze ich in eine Sinnkrise.

Eines Abends, René und ich liegen im Bett, das Licht ist aus, fange ich an zu weinen. »Hey, was ist denn los?«

»Es ist wegen Australien. (Schluchz.)«

»Wegen Australien?« René versteht kein Wort.

»Die armen Tiere!«, schluchze ich.

Noch vor kurzer Zeit stand ganz Australien in Flammen. Die jährlichen Buschbrände hatten sich diesmal so ausgebreitet, dass der gesamte Kontinent über Monate brannte und unzählige Tiere getötet hat. Davor gab es außerdem noch gewaltige Brände am Amazonas, und jetzt legt das Virus den ganzen Planeten lahm. Was sollte als Nächstes kommen? Eine Invasion von Außerirdischen?

»Erst Australien, die ganzen Tiere, jetzt das Virus«, ich steigere mich rein. »Es ist so dämlich, dass wir ein Kind kriegen! Das ist nicht nachhaltig! Was tun wir ihm an? Was tun wir der Erde an? Noch ein Mensch, als ob es nicht schon genug gäbe.« René hält mich im Arm und sagt das, was ich auch schon oft gesagt habe, um mir ein besseres Gefühl zu geben. Ich weiß, dass

»Wir erziehen den Kleinen so, dass er ein guter Mensch wird. Er wird diese Welt vielleicht ein Stück besser machen.«

es *die* Lüge ist, mit der alle werdenden Eltern ihre Entscheidung, dem Planeten noch einen zerstörerischen Homo sapiens hinzuzufügen, rechtfertigen.

Während René redet, massiert er konzentriert meine linke Brust.

»Ist das dein Ernst? So gehst du auf mich ein? Indem du die ganze Zeit an meiner Brust rummachst?!«

»Aber die sind so schön«, gibt er reumütig zu und wir beide fangen an zu lachen. »Aber was ist, wenn du nicht mit in den Kreißsaal darfst?«

Keiner kennt darauf eine Antwort.

Kommen wir zur Sache mit dem Namen. »Was hältst du von Jordi?« Das soll doch wohl ein Witz sein! Ich kann ein kleines Lachen nicht unterdrücken. »Du bist manchmal so ein Assi! Ich darf hier gar keinen Vorschlag machen! Das entscheidest du wohl auch wieder alleine?« René wird böse, also versuche ich, mich zusammenzureißen. – »Jordi ist einfach nicht so meins. Aber mach doch gerne einen anderen Vorschlag.« – »Ich traue mich schon gar nicht mehr.« Er ist immer noch skeptisch. – »Ach, Quatsch! Komm, es tut mir leid. Ich bin jetzt ruhig.« – »Ok. Was mir echt noch richtig gut gefällt ist: Joris.« – Das ist zu viel! Ich kann nicht mehr und pruste laut los. Kopfschüttelnd verlässt René den Raum. Ich weiß nicht, wann ich das letzte Mal so gelacht habe, und rufe ihm hinterher: »Du bist halt mein süßer Ossi! Warte, Joris, geh nicht weg!«

Mir ist schon klar, dass ich manchmal ein Arsch bin. Aber ich bin mir auch sicher, dass die Namendiskussion viele Paare Richtung Abgrund steuert.

Es ist aber auch schwer. Für ein Mädchen hätten wir eine schöne Auswahl an Namen gehabt. Aber für einen Jungen? Ich möchte einen Namen für ihn finden, über den ich mich jeden Tag freue und mir denke: Genial, Lilli, das hast du sehr, sehr gut gemacht. – Äh, das habt IHR sehr gut gemacht, meine ich natürlich.

Leute, es wird ernst!

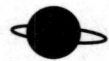

Ja, die Natur hat alles perfekt eingerichtet. Unser Körper wird schwanger und wir werden zu Göttinnen. Dass wir das denken, ist der Trick, damit wir uns gut aufs Kinderkriegen einstimmen. Dabei helfen übrigens auch Schwangerschaftsyoga, Darmtabletten und YouTube-Videos übers Stillen. Und dass wir uns zum Schluss sogar mehr über Babys Geburtstag freuen als den eigenen, weil wir fast platzen – perfekt, Natur!

Liebestöter

Auch als Paar lernt man sich in so einer Schwangerschaft noch mal auf einer ganz neuen Ebene kennen. Vieles ist schön und schweißt einen enger zusammen. Anderes könnte man gerne aber auch auslassen. Wenn Renés und mein Sexleben nicht eh schon erloschen wäre, hätte ich spätestens jetzt einige schöne Liebestöter am Start, die ihm den Rest gegeben hätten:

So bin ich mittlerweile unter die Schnarcherinnen gegangen. Am Anfang war ich mir zu tausend Prozent sicher, dass René lügt und mich nur provozieren will, wenn er morgens behauptet, ich hätte geschnarcht. Mein Leben lang war ich stolz darauf gewesen und unter meinen Co-Schläfern dafür bekannt, im Schlaf keine Bewegung zu machen und nicht den kleinsten Laut von mir zu geben. Daher beharrte ich auch darauf, dass er mich nur ärgern wolle. Bis ich mich irgendwann selbst aus dem Schlaf riss, weil aus der Tiefe meiner Bronchien ein lautes, dunkles Sägen erklang. Dafür darf ich mich wahrscheinlich bei meiner 11 Kilo Gewichtsweste bedanken und rede mir ein, dass es nach der Geburt wieder verschwinden wird. Muss es einfach!

Ein besonderer Liebestöter ist definitiv die Dammmassage. Manche halten sie für Schwachsinn, andere schwören darauf.

Ich hörte mir die Argumente *für* eine Dammmassage von Hebamme Anna an und entschied, das Ganze für einigermaßen logisch zu befinden und ihr eine Chance zu geben. Nach einer schönen heißen Dusche liege ich jetzt immer im Bett, greife nach dem Mandelöl, das auf meinem Nachttisch bereitsteht, lege Zeige- und Mittelfinger auf den Damm und führe den Daumen in meine Scheide ein. Versuche ich zumindest. Wie gesagt: Sackgasse. Die ersten Male waren echt unangenehm. Aber nach nur wenigen Tagen schien sich das Gewebe dort unten tatsächlich an die sanften Kreisbewegungen zu gewöhnen. Vielleicht wird diese Maßnahme ja wirklich Geburtsverletzungen vorbeugen.

Mittlerweile freue ich mich immer auf die Dammmassage. Okay, das klingt merkwürdig. Es ist eben meine Me-Time, zehn Minuten Entspannung, nur ich und mein Damm. Okay, das klingt noch merkwürdiger. Anfangs war es mir unangenehm, neben René da unten an mir rumzufummeln. Aber sowohl ich als auch er haben uns schnell an das abendliche Ritual gewöhnt. Und wenn es doch noch mal peinlich wird, greife ich einfach auf *das* Totschlagargument zurück, das immer funktioniert: »Wenn ich da durchmuss, musst du das auch!«

Auch ansonsten versuche ich ihn behutsam auf die Geburt vorzubereiten. »René, wir müssen reden.« Ich beziehe mich dazu gerne auf den Podcast, den ich gerade höre. Das klingt dann alles so fundiert und erwachsen. Was auch nötig ist, wenn es um solche Themen geht: »Also, falls du bei der Geburt dabei sein darfst, dann sollte dir eins klar sein: Es ist für mich ganz wichtig, zu versuchen, zu entspannen und vor allem *loszulassen*. Damit der Muttermund sich leichter öffnet. Und wenn ich an der einen Stelle loslasse, darf ich nicht an anderen Stellen festhalten. Also, zurückhalten. Weißt du, was ich meine?«

»Wie?« Er ahnt Böses.

»Na, ich muss halt *alles* loslassen.«

»Meinst du …?«

»Ja. Es kann sein, dass ich kotze, Pipi mache oder halt auch, na du weißt schon, kacke. Ja, ist halt so. Deswegen musst du mir versprechen, egal was passiert, du bleibst hinter meinem Kopf! Schwöre es, René Adler, schwöre es bei allem, was dir heilig ist!« So leicht ging meinem Mann tatsächlich noch nie ein Versprechen über die Lippen.

Noch bevor das Baby überhaupt da ist, wächst René schon in die verantwortungsvolle Vaterrolle rein. Das ist schön zu sehen.

Er macht jetzt hauptsächlich die Einkäufe, weil ich nicht mehr so schwer tragen darf. Er übernimmt größtenteils die Hundespaziergänge, weil zu langes Gehen bei mir Übungswehen auslöst. Das ist echt unangenehm. Mitten im Park wird mein unterer Bauch dann plötzlich hart und zieht nach unten. Ich muss dann abrupt stehen bleiben oder mich gleich hinsetzen und abwarten, bis es aufhört. Ich schaffe einfach keine große Runde mehr.

Auch das erste Wasser hat sich seinen Weg in meine Beine und Füße gesucht.

Ich entscheide, dass es an der Zeit ist, mal wieder meine Thrombosestrümpfe anzuziehen. Die habe ich mir gleich am Anfang der Schwangerschaft von meiner Ärztin für längere Reisen und Autofahrten verschreiben lassen. Sie helfen wirklich ungemein. Nur ist es ein Riesenakt, sie überhaupt anzubekommen, weil da jetzt eine große Kugel im Weg ist.

Ich sehe aus wie ein Hobbit. Kleine, dicke Zehen quetschen sich aneinander.

Zurzeit wäge ich sowieso immer ab, ob sich Bücken wirklich lohnt: Oh, ein Stift ist runtergefallen. Brauche ich ihn wirklich? Ich kann mir auch einfach einen anderen holen, der nicht in unerreichbarer Ferne am Mittelpunkt der Erde liegt. Eine allgemeine Mir-doch-egal-Haltung macht sich breit.

Die Tage bis zur Geburt sind allmählich gezählt und dann bricht draußen auch noch der Frühling aus. Ich war aber bisher eine Winter-Schwangere. Die Umstandskleidung, die ich habe, ist daher auf »kalt« ausgerichtet. Viele dicke Wollpullis, Umstands-Jeans und lange Strickkleider. Definitiv zu warm für das aktuelle Wetter. Aber noch mal neu shoppen für so kurze Zeit sehe ich nicht ein.

Nur, was anziehen? Jeden Morgen dasselbe Drama. Ich öffne meinen Schrank, ziehe ein kurzärmliges T-Shirt raus, werfe es über und schaue in den Spiegel. Dann kriege ich die Krise. Gerade so endet es unter dem Bauchnabel und gibt den Blick auf meinen Bauch frei. Ich sehe mehr aus wie eine übergewichtige Biertrinkerin als wie eine Schwangere. René steht hinter mir und fängt an zu lachen. »Wer's tragen kann, Harry!«

Ich finde das nicht lustig. Die Klamottensituation macht mir extrem schlechte Laune und ich fange an, mit Schimpfwörtern um mich zu schmeißen. So mag ich mich eigentlich nicht. Habe aber auch keine Lust, dagegen anzukämpfen. Ich fühle mich schwer und unbeweglich und jetzt auch noch das! Ich habe einfach keinen Bock mehr! Gleich fange ich an zu heulen. Ich will meinen Körper endlich wieder für mich.

Weiterhin schimpfend gehe ich rüber zu Renés Schrank, der jetzt in Panik verfällt. »Hey, stopp, stopp, stopp! Was machst du da?« – »Wonach sieht es denn aus? Ich habe nichts zum Anziehen, also werde ich ab jetzt deine Sachen tragen.« Dann nehme ich mir ein dunkelblaues Shirt und so eine Art grauen College-Pulli. Gott sei Dank ist der Boyfriend-Look angesagt. Wieder schaue ich in den Spiegel. Es sieht zumindest einigermaßen gewollt aus.

Es reicht! Seit fast einem Jahr habe ich meinen Bauch untervermietet. Ich will mich wieder wie eine Frau fühlen, nicht wie ein dickes Neutrum.

Was man von meinen Haaren allerdings nicht behaupten kann. Meine weißen Haare, die teilweise wie stachelige Antennen von meinem Kopf abstehen, sind jetzt bestimmt sieben Zentimeter lang. Okay, ich gebe zu, ich war in der Schwangerschaft schon zweimal färben. Habe aber die ersten drei Monate brav abgewartet. Mein Friseur ist auch sehr vorsichtig vorgegangen. Beim zweiten Mal allerdings hatte ich ein so schlechtes Gewissen, dass ich nach nur wenigen Minuten die ganze Prozedur abbrach. Seitdem lasse ich der Natur freien Lauf, was bei meinen fast schwarzen Haaren echt scheiße aussieht. Mein Mann muss mir versprechen, dass wir als erste Amtshandlung nach dem Wochenbett zum Friseur gehen und ich das volle Programm bekomme. Ja, als Schwangere lässt man sich also gehen. Wenn nicht jetzt, wann dann?

Aber auch ich habe Gammelgrenzen. Wie viele Schwangere hatte auch ich geplant, vor der Entbindung noch mal schön zur Mani- und Pediküre zu gehen. Und ganz besonders wichtig: Zum Sugaring. Intimzone. Normal mache ich die Haarentfernung da unten immer selbst mit einer Karamellpaste, die ich aus Wasser, Zucker und Zitrone koche. Nennt sich Ağda. Eine türkische Tradition, die jedes Mädchen von zu Hause mitbekommt. Rasieren ist keine Option. Aber auch hier macht dieses blöde Virus mal wieder meine Pläne zunichte. Alle Beauty-Salons sind bis auf Weiteres geschlossen.

Um meine Finger kann ich mich selbst kümmern, geschenkt. Womit ich aber nicht leben kann, ist die Situation zwischen meinen Beinen. Wie genau es da unten aussieht, weiß ich ehrlich gesagt schon lange nicht mehr. Da könnte gerade die Love Parade stattfinden, und ich würde es nicht mitkriegen. Als ich während der Dammmassage vorsichtig meine Bikinizone berühre, bekomme ich eine Idee davon, dass sich dort unten mittlerweile ein unangetastetes Naturschutzgebiet befinden muss. Das geht zu weit! »René, du musst mir einen Gefallen tun. Kannst du mir helfen, Ağda zu machen?«

»Oh ne! Vergiss es! Auf gar keinen Fall!« Ich weiß, dass es viel verlangt ist.

»Bitte! Ich fühle mich so unwohl. Komm, Schatz, das wird unsere Liebe auf eine ganze neue Ebene befördern.«

»Allerdings! Aber nicht gerade auf eine bessere!«

Er weiß, ich nerve so lange, bis er Ja sagt. Also willigt er unter lautem Stöhnen ein und ich mache mich daran, die Paste zu kochen. Als ich die Konsistenz für gut befinde, gehe ich hoch ins Bad und stelle einen kleinen Handspiegel auf einen Hocker. Der soll mir helfen, mich in den seit Langem unerforschten Gefilden zurechtzufinden.

»Ich fange schon mal an! Kommst du dann bitte so in zehn Minuten?«, schreie ich Richtung Büro, in dem sich René sicher schon auf seinen neuen Assistenz-Job freut. Dann ziehe ich mich aus und blicke in den Spiegel. Mit der Haarpracht habe ich ja gerechnet. Aber was ich noch zu sehen bekomme, schockiert mich gewaltig. Meine gesamte Bikinizone ist irgendwie, wie soll ich sagen, dick geworden. Ich habe eine richtige Speck-Muschi bekommen.

»So, was soll ich machen?«

»Schatz, guck mal.« Oh Gott, wie peinlich! »Ich hab an der Muschi zugenommen.«

»Ich weiß, ist mir auch schon aufgefallen.« Das ist ja ein Albtraum! Ich schäme mich in Grund und Boden und versuche die Speck-Muschi erstmal beiseitezuschieben, was schwer ist, denn ich bin ja auf das Bild im Spiegel angewiesen, und nehme mir vor, darüber mit meiner Frauenärztin zu sprechen.

»Also, ich pappe das Ağda jetzt da rauf, und wenn ich das Gröbste habe, dann guckst du dir das noch mal von Nahem an und sagst mir, wo noch Haare sind.« Nur nicht zu genau über die Situation nachdenken, Lilli!

»Iiihhh, boah, ist das fies!«

»Komm, wir müssen da jetzt einfach gemeinsam durch. Okay?« Er ist so gar nicht okay damit, bringt aber die Mission erfolgreich mit mir zu Ende. Bevor ich glücklich und vor allem haarlos unter die Dusche gehe, drehe ich mich noch einmal um. »René, werden wir jemals wieder Sex haben?« Er lässt sich mit der Antwort Zeit. Viel Zeit.

»Das kann ich zum jetzigen Zeitpunkt noch nicht sagen.«

Dann verlässt er das Bad. Ich muss lachen. Der Arme hat an diesem Tag wohl ein Trauma für sein Leben erlitten. Manche Dinge sollten für das andere Geschlecht definitiv ein Geheimnis bleiben.

Zwei Tage später gehe ich zur Kontrolle zu meiner Ärztin. Nachdem die wirklich wichtigen Dinge besprochen sind und sie sich schon verabschieden will, nehme ich noch einmal meinen ganzen Mut zusammen. »Ich habe noch eine Frage. Bisschen peinlich, aber, also, ich finde, ich bin an der Muschi irgendwie dick geworden. Die ist jetzt so speckig.« Erdboden, Schlund zur Unterwelt, wo bist du, wenn man dich mal braucht?! Ich mochte Frau Dr. Böe schon immer. Aber in diesem Moment verliebe ich mich in sie für ihre coole Reaktion. Sie bleibt einfach Vollprofi. »Das ist ganz normal. Das liegt an dem venösen Rückfluss. Sie haben ja jetzt auch ein bisschen Wasseransammlung und auch das Blut kann auf Grund des Gewichts vom Bauch, das von oben draufdrückt, an manchen Stellen nicht mehr so richtig abfließen. Das staut sich dann da. Geht aber nach der Geburt wieder weg.« Ah, mehr durchblutet. Deswegen hat es auch so wehgetan.

Wunderbare Neuigkeiten! Kaum habe ich die Praxis verlassen, greife ich zum Handy: »René, also die Speck-Muschi geht nach der Geburt wieder weg! Ach so, und mit dem Baby ist auch alles in Ordnung.«

Es wird langsam eng

Es ist passiert. Es musste ja irgendwann passieren. Meine Schwangerschaft hat mich total im Griff, ich verliere die Kontrolle über mein Leben, meine Würde – völlig fremdbestimmt halt. Bisher war zum Beispiel meine Verdauung ein Traum. Keine typischen Schwangerenprobleme. Weder erstens Verstopfung noch zweitens Durchfall. Doch eines Tages hat die böse Luft von mir Besitz ergriffen. Zuerst denke ich noch, ich hätte irgendwas Falsches gegessen, auch wenn ich bei Lebensmitteln immer höllisch aufpasse. Aber schnell stellt sich heraus, dass ich gegen Abend jetzt einfach einen Blähbauch bekomme. Haferflocken, Leinöl, Darmtabletten hin oder her. Die Luft ist da und will raus.

Es soll ja Paare geben, die auch dahingehend ziemlich, sagen wir mal, *aufrichtig* miteinander sind. Ich habe selbst einige in meinem Freundeskreis, die es voreinander tun: Pupsen. Im Hause Adler-Hollunder ist das ein No-Go. – Wir sind also mal wieder in unserem kleinen Kraftraum und trainieren. Plötzlich spüre ich in meinem Bauch Bewegungen. Und damit meine ich nicht das Baby.

Ich bin eine Meisterin der Selbstkontrolle und konnte schon immer fast alles, was im Magen-Darm-Trakt geschieht, unterdrücken. Jetzt aber muss ich mir eingestehen, dass ich diesen Kampf verlier.

Doch auch hier weiß sich eine Lady zu helfen. Ich verlasse den Raum und gehe kurz auf die Terrasse. Gänsefüßchen auf, Luft schnappen, Gänsefüßchen zu. Offenbar warte ich nur leider nicht lange genug. Als ich wieder reinkomme und nach meinen Hanteln greife, ziehe ich den mich umgebenden Luftzug mit hinein.

René, der sich gerade auf der Matte in der Sit-up Position befindet, unterbricht sein Training und schaut mich an. »Hast du gefurzt?«

»Nein!!!« Mist, die Antwort kam zu schnell, zu laut und zu energisch. Ich unterdrücke ein Grinsen.

»Und warum guckst du dann weg?«

Dann also Angriff: »René! Ich bin hochschwanger! Hochschwangere haben Blähungen! Sei froh, dass ich bisher keine hatte. Da musst du jetzt durch!«

Gespräch beendet.

Es ist ein schöner Tag. Ich habe richtig gut geschlafen. Heute Nacht musste ich nur dreimal auf die Toilette. Auch lag ich nicht ewig grundlos wach und sah mich auch nicht gezwungen, weil ich kein Auge zubekam, eine Milliarde Storys bei Instagram anzuschauen.

Ich stehe auf, mache mir mein Adi Shakti-Lied an und schminke mich ausnahmsweise mal wieder. Und weil Wochenende ist, gibt es zum Frühstück meine geliebten Bananen-Pancakes. Dann brechen René und ich auf und fahren mit den Hunden in den Stadtpark. Das Wetter ist ein Traum. Strahlender Sonnenschein. Ich bin jetzt in der 39. Woche und fühle mich topfit. Auch einen ausgiebigen Spaziergang traue ich mir heute zu.

Ein Pärchen duelliert sich im Beach-Tennis. »Die haben ja null Speed drauf«, sage ich zu René. (Wenn ich eine Sache im Leben gut kann, dann ist es dieses Spiel. Da kann ich auch locker mit Männern mithalten. Meine Arroganz ist also ausnahmsweise angebracht.) Mein Mann sieht das entweder anders oder aber er weiß nur zu gut, wie er mich auf die Palme bringen kann. In diesem Fall sitze ich nach nur wenigen Sekunden auf besagter Palme.

»Wieso, die spielen doch auf deinem Niveau.« Sein Grinsen in diesem Moment widert mich an.

»Nimm das sofort zurück!«, fauche ich. Natürlich bestärkt ihn meine Reaktion nur, auf dem unterhaltsamen Kurs zu bleiben: »Unser Sohn wird dich mit fünf Jahren schon so fertigmachen.«

Ich atme tief ein und beschließe, mir meine gute Laune und den schönen Tag nicht verderben zu lassen. Doch dann stelle ich fest, dass ich Durst habe. *Wirklich, wirklich* Durst. Meine Zunge ist schon ganz trocken. »Scheiße, ich habe so einen Durst!« Da hilft nur Jammern und diesen Satz alle drei Minuten zu wiederholen. Circa eine Stunde vor einem Spaziergang trinke ich nichts mehr, weil ich keine Lust habe, mich auf der Runde hundertmal hinter einen Baum hocken zu müssen. René findet auch das wieder witzig und legt seinen Arm um mich. »Kannst du bitte deinen Arm von mir runternehmen?! Sind die 12 Kilo, die ich hier jeden Tag tragen muss, nicht genug? Was soll ich noch tragen? Was noch, René? Lauf du mal 24 Stunden am Tag mit einer Gewichtsweste rum!«

Auch jetzt vergeht ihm sein ekelhaftes Grinsen nicht, während er weitergeht. Ich komme nicht hinterher. »Kannst du nicht noch schneller gehen? Findest du das höflich, immer einen Schritt vor mir zu gehen? Außerdem drängst du mich immer vom Weg ab. Geh doch mal gerade!«

Er verlangsamt sein Tempo. Natürlich lächelnd.

»Aua!«, ruf ich plötzlich.

»Was ist denn?«, fragt René.

»Meine Muschi tut weh. Und meine Rosette auch. Das sticht da heute immer wieder so! Kacke, ey!« Wahrscheinlich wieder diese gemeinen Mutterbänder. René nimmt mich bei der Hand.

»Komm, wir machen eine Pause und setzen uns an den schönen Brunnen.« Endlich mal eine gute Idee.

»Boah, ist das heiß!« Genervt ziehe ich meine Jacke aus. Eine Minute später schiebt sich eine Wolke vor die Sonne. »Ja was denn jetzt, Hamburg?! Was willst du? Willst du Winter? Willst du Sommer? Nie weiß man, was man hier anziehen soll!« Ich ziehe meine Jacke wieder an. »Ich hab so einen Durst!!«

René schaut mich liebevoll an: »Komm, wir gehen zurück zum Auto.«

»Scheiße, ich muss so doll pinkeln! Und mein blöder Tanga frisst sich in meinen Hintern! Das tut voll weh! Die passen einfach nicht mehr.«

Von jetzt an, nehme ich mir vor, werde ich Renés Unterhosen anziehen und bin froh, dass ich bereits Wundschutzcreme fürs Baby gekauft habe. Gleichzeitig sehe ich, wie René schon wieder lacht, diesmal aber begleitet von einem Kopfschütteln, und irgendwas vor sich hinmurmelt wie: »Womit habe ich das verdient?«

Das frage ich mich auch. Was ist nur heute wieder mit ihm los? Wie kann man sich selbst nur so den Tag verderben?!

Das Wasser ist jetzt auch in meinen Fingern. Nachts wache ich regelmäßig auf, weil meine Gelenke wehtun. Ich komme mir vor wie eine 80-jährige Oma mit Arthrose. Dann stehe ich auf, was nur noch über die Seite geht, weil ja keine geraden Bauchmuskeln mehr vorhanden sind. Die haben sich jetzt irgendwo an die Seiten verzogen und kommen erst wieder, wenn der Spuk vorbei ist. Ich gehe Pipi machen. Drang und tatsächliches Ergebnis passen schon lange nicht mehr zusammen. Je doller ich muss, umso weniger kommt raus. Zurück im Bett ist der Blick auf die Uhr eigentlich überflüssig. Fast jede Nacht werde ich gegen drei Uhr wach. Manche Menschen behaupten ja, das sei die zukünftige Uhrzeit vom Baby.

Früher haben mich wenigstens ein paar echte Sorgen und tiefgründige Gedanken wachgehalten. Heute bin ich einfach nur wach.

»Schlaf noch mal richtig vor«, sagen die Leute zu mir. Witzig! Nachdem ich sinnlose drei Stunden vor mich hingestarrt habe, döse ich dann aber doch endlich wieder ein. Plötzlich schießt mir ein Schmerz in die Wade. Ein Krampf. Passiert jetzt auch immer öfter. Ich fange an, das Bein zu dehnen, und ärgere mich, dass ich mich gestern zugunsten meines Stuhlgangs gegen die Magnesiumtablette entschieden habe. Der Krampf ist dieses Mal stärker als ich. Alleine komme ich da nicht mehr raus und werde panisch.

»René! Krampf!!!«

Innerhalb von einer Sekunde ist er wach, beugt sich über mich und macht sich an die Arbeit. Praktisch, dass er mal Fußballer war und wahrscheinlich tagtäglich seinen Kollegen geholfen hat, Krämpfe rauszuziehen. Der Schmerz ist weg und hinterlässt den üblichen Muskelkater. Ziemlich sexy, wie er mich gerettet hat, und das nicht zum ersten Mal. Erleichtert und erschöpft sinken wir wieder in die Matratze.

Mein Held atmet tief ein und aus: »Ich dachte schon, es geht los.« Ich kuschle mich an ihn. Noch können wir zwei Stunden schlafen. Es zumindest noch mal versuchen. Aber René ist jetzt wach und offensichtlich will er reden. »Ich habe heute Nacht wieder vom Kleinen geträumt.«

»Was denn?«

»Dass ich ihm Klamotten gekauft habe. Er hat die coolsten Klamotten von mir bekommen. Ich glaube, ich entwickle langsam Vatergefühle. Liebst du ihn denn schon?«

Was für eine Unterhaltung um sechs Uhr morgens. Was für eine Frage. Gar nicht leicht zu beantworten. In meinem Kopf suche ich nach den richtigen Worten, wenn es die überhaupt gibt.

»Also, klar habe ich schon Gefühle für ihn. Aber es ist mal einen Tag so, und einen Tag so. Liebe ist halt auch ein großes Wort. Manchmal vermisse ich ihn so krass. An anderen Tagen hab ich einfach Schiss. Und er ist halt auch ein richtiger Mensch. Und den kenne ich ja noch gar nicht. Weißt du, was ich meine?«

»Ja, geht mir auch so.«

»Und du weißt, wie sehr ich mich auf ihn freue, René. Aber dann wird mir auch manchmal bewusst, dass er nicht nur zu Besuch kommt. Er bleibt. Er ist dann immer hier.«

René, der dieses tiefe Gespräch gestartet hat, schläft wieder ein. Typisch Mann. Ich dagegen bin jetzt wach und hänge meinen Gedanken hinterher. Wie gespannt ich bin, was da für ein Kerl rauskommt!

Und wie ich das alles mit ihm hinkriege. Ich bin doch so ein Tollpatsch. Er könnte mir von der Wickelkommode fallen. Das wäre der Klassiker. Ich könnte aber auch stolpern, während ich ihn auf dem Arm habe oder beim Abgießen das heiße Nudelwasser über ihn schütten. Oh nein! Bitte nicht!

Hoffentlich werde ich mein Baby mögen. Hoffentlich mache ich es nicht kaputt oder tue ihm aus Versehen etwas an. Überall lauern doch Gefahren.

Hebamme Anna war ganz glücklich, als sie das erste Mal zu uns kam und die Hunde sah. Sie meinte, dass es immer von Vorteil ist, wenn schon Haustiere in einer Familie sind. Dann hat man schon mal bisschen »Verantwortung« geübt.

Was ich ihr in diesem Moment nicht gesagt habe, war, dass unsere ältere Hündin Momo innerhalb der ersten zwei Wochen bei uns gleich dreimal fast ihr Leben gelassen hat. Alles ging gut los. Nach nur zwei Tagen war ich schon voller Muttergefühle und wusste, dass dieses Tier jetzt zu mir gehört. Obwohl sie kein einfacher Hund und ein Angsthase ist und sich sonst von niemandem streicheln lässt, hat sie mir von der ersten Sekunde an vertraut. Ein großer Fehler.

Ihre erste Nahtoderfahrung hatte sie eines Mittags. Die Terrassentür stand offen, Momo durfte also nach Lust und Laune rein- und rausgehen. Beschäftigt, wie ich war, habe ich nicht mitbekommen, dass sie immer wieder das durchgesickerte Wasser aus der Auffangschale unseres Hortensienkübels getrunken hat. All unsere Pflanzen werden von mir wunderbar gepflegt und – *gedüngt*.

Nach dem Mittagessen ging ich mit Momo außerhalb von Hamburg in ein Outlet-Center shoppen. Mitten im Geschäft macht der bereits stubenreine Hund plötzlich einen großen Haufen vor das Regal mit den Kaschmir-Pullis. Dann begann sie sich im Minutentakt zu übergeben. Nach Runde fünf rief ich voll böser Vorahnungen meine Schwester Sara, die Tierärztin, an. Einige Infusionen und sehr viele Selbstvorwürfe später kuschelten Momo und ich uns auf die Couch und machten uns daran, den Schock der Vergiftung zu verarbeiten.

»Nein, du bist keine schlechte Hundemama!«, versuchte René mich damals zu beruhigen. Und ich nahm mir diesen Satz zu Herzen und war überzeugt, dass diese Katastrophe wohl jedem hätte passieren können.

Wäre da nicht eine Woche später die Sache mit der Lachs-Leberwurst gewesen. Ich war in Köln. Momo konnte von Anfang an bestens alleine bleiben und daher beschloss ich, ihr zuvorkommendes Verhalten dankend anzunehmen und mit Freunden auszugehen. Dummerweise hatte ich vergessen, die Tube Lachs-Leberwurst vom Wohnzimmertisch wegzuräumen. Eine feine Hunde-Delikatesse, die man dem Tier aus der Metalltube direkt ins Maul quetscht. Als ich in der Nacht zurückkam, fiel mir direkt auf, dass der Plastikdeckel auf dem Boden vor Momos Körbchen lag. Von der Metalltube: keine Spur. Sofort rief ich Sara an, die sich natürlich schon im Tiefschlaf befand. »Okay, beobachte sie einfach. Mehr kannst du jetzt eh nicht machen. Sie sollte nur nicht anfangen zu kotzen.« Noch bevor die Sonne aufging, fing mein Hund an, sich die Seele aus dem Leib zu kotzen. Ich verbrachte den kompletten nächsten Tag beim Tierarzt. Momo hatte das Verschlucken des scharfkantigen Teils zwar überlebt, aber ich zweifelte erneut stark an meinen Qualitäten als Neu-Hundemama.

Und wie jeder weiß, sind alle guten Nahtoderfahrungen drei.
Zwei Tage später fuhr ich mit meinem Hund von Köln nach
Amsterdam. René hatte dort ein Spiel mit der Nationalmann-
schaft, das ich auf keinen Fall verpassen wollte. Nach ungefähr
halber Strecke fuhr ich von der Autobahn ab, um zu tanken. Auf
die schockierenden Ereignisse hin hatte ich mir vorgenommen,
mit meinem Gehirn mehr bei meinem Hund zu sein und mich
noch liebevoller zu kümmern. Daher nahm ich Momo aus dem
Kofferraum und dachte, es täte ihr gut, sich ein wenig die Beine
zu vertreten, während ich auf die Befüllung meines Tanks wartete. Ich hielt sie an der Leine, während mich das Rauschen des
Benzins beruhigte und müde machte. Anders kann ich mir nicht
erklären, warum ich die ganze Zeit den Zapfhahn anstarrte und
dabei vor mich hinträumte.

Klick. – Der Tank war voll, es konnte weitergehen. Mit der
einen Hand schloss ich die Tankklappe: »So, Momo, hops, zurück in den Kofferraum.« Als ich mich zur Leine umdrehte,
musste ich jedoch feststellen, dass Momos Geschirr zwar noch
daranhing, allerdings ohne Hund. »Momo?!« Hektisch blickte
ich mich zu allen Seiten um.

Dann sah ich sie. Meine
wunderhübsche Hündin schlän-
gelte sich voller Freude durch
fahrende Autos auf dem Rast-
platz zu einem schmalen Grün-
streifen direkt neben der Autobahn. Dort machte sie erst mal

*Waren die Geschehnisse wirklich
eine Verkettung unglücklicher
Umstände?, überlege ich, als ich
im Bett liege. Oder bin ich
einfach unfähig, auf ein anderes
Lebewesen aufzupassen?*

Pipi und fand dann einen Stock, den sie sich lustig umhertol-
lend immer wieder hochwarf, um sich dann draufzustürzen.
Mein Herz blieb stehen. Keine zwei Meter weiter, und Momo
würde ... Ihr wisst schon!

Erst wollte ich hysterisch ihren Namen schreien. Aber mein
Instinkt sagte mir, dass sie erschrecken und einen Satz nach hinten machen könnte. Dann fiel mir ein, dass ich noch Leckerchen

in meiner Tasche mit mir rumtrug. Ich hockte mich langsam hin, zog die raschelnde Tüte raus und begann mit lieblicher, aber zitternder Stimme nach ihr zu rufen, während ich ihr entgegenlief. Gut, dass dieser Hund so verfressen ist. Wenige Sekunden später hielt ich sie im Arm und setzte sie in den Kofferraum. Den Rest der Fahrt zitterte ich am ganzen Körper.

Gut, das alles ist Jahre her und mittlerweile haben wir zwei Hunde, beide leben noch und machen auch, meistens, einen glücklichen Eindruck. Aber ein Kind ist noch mal eine andere Herausforderung. Ich weiß, dass ich es schaffe, das haben schon ganz andere getan. Auch bin ich älter geworden und sogar reifer. Mittlerweile bin ich auch eine echt gute Köchin. Und im Aufräumen werde ich immer besser. Kleine Schritte sind auch Fortschritte.

Was mir aber, na ja, nicht richtig *Sorgen* bereitet, aber worüber ich zumindest schon öfter nachgedacht habe, ist die emotionale Ebene: Liebe. Ich könnte eine Kandidatin für eine postnatale Depression sein. Das hat auch meine Frauenärztin gesagt. In den ersten zwölf Wochen der Schwangerschaft hatte ich immer wieder ziemlich dunkle Tage. Vereinzelt zwar, aber regelmäßig. Es hatte sicher auch mit äußeren Faktoren zu tun.

Das Hamburger Wetter passte mir zum Beispiel nicht. Das ist nichts Neues. Ich finde die Stadt toll. Aber der Winter hier ist einfach hart. Immer grau, immer nass. Und dann vergleiche ich dummerweise auch noch jeden Tag das Wetter mit dem in Köln. Dann kriege ich schlechte Laune und vermisse meine Familie. Klar, wir haben alle mal schlechte Tage. Aber in diesen ersten Wochen der Schwangerschaft hat sich so ein dunkler Tag noch viel intensiver und schmerzvoller angefühlt.

Schließlich habe ich es bei meiner Ärztin angesprochen. René war auch dabei. Sie meinte, solange es vereinzelte Tage sind, müssen wir uns keine Sorgen machen. Trotzdem sagte sie auch, dass ich also ein potenzieller Kandidat für Bindungsschwierigkeiten mit dem Kind wäre. Bindungsschwierigkeiten!

Im Vorbereitungskurs hat die Hebamme erzählt, dass jede fünfte Frau darunter leidet. Jede fünfte! Ob in stärkerer oder schwächerer Form. Es waren acht Frauen in diesem Kurs. Mindestens eine von ihnen würde also mit großer Wahrscheinlichkeit dieses hormonelle Down nach der Geburt durchmachen müssen. Vielleicht ich?

Ich habe das Thema mehrfach mit René besprochen. Das war mir wichtig. Nicht, dass der Mann davon überrumpelt wird,

Da kommt so ein Würmchen auf die Welt und braucht am Anfang nichts anderes als reine, tiefe Liebe. Und wenn man genau das nicht geben kann, wie schlimm muss das für die Mutter sein?

die Situation nicht versteht und der Frau dann auch noch Vorwürfe für etwas macht, für das sie gar nichts kann. Die Erwartungen sind aber auch verdammt hoch. In jedem Film, in jedem Buch, wann immer man mit Müttern spricht, hört man immer, dass der Moment, in dem dein Kind auf die Welt kommt, es dir auf die Brust gelegt wird, der größte und schönste und magischste deines Lebens ist. Ich kann mir gut vorstellen, dass viele Frauen das auch so empfinden. Ich nehme mir vor, mir nach der Geburt erst einmal Zeit zu geben und nicht mit dem größten Gefühlsausbruch aller Zeiten zu rechnen. Wenn er kommt, schön. Wenn nicht, dann ist es halt so.

Ich werde mein Kind schon lieben, sage ich mir und schlafe schließlich ein.

Traumgeburt

»Und? Bist du aufgeregt? Du bist doch sicher nervös, wenn du an die Geburt denkst?«, fragt mich meine Stiefmutter am Telefon.

»Ähm, nö. Ehrlich gesagt bisher nicht.« Es sind jetzt nur noch 12 Tage bis zum errechneten Termin. Ich mache mir nach wie vor mehr Sorgen darüber, dass mir mein Sohn meinen Geburtstag klaut. Das fände ich total unangebracht. Auch das Baby meiner Schwägerin könnte an meinem Geburtstag kommen. Oh Mann, das wäre so ätzend! Aber wenn es so käme, dann könnten wir den Kindern doch einfach erzählen, dass sie schon ein, zwei Monate früher auf die Welt gekommen sind. Wäre das moralisch so verwerflich? – Ist ja gut, war nur ein Witz.

Wenn ich an die Geburt denke, bin ich tatsächlich nicht nervös. Ich finde eher alles spannend und bin heiß drauf, endlich loszulegen und das Ganze zu erleben. Das hat sicher was mit dem Podcast zu tun, den ich seit Monaten höre. Früher, wenn ich an eine Geburt gedacht habe, hatte ich nur gruselige Szenen im Kopf. Mit viel Blut, unendlichen Schmerzen und verzweifelten Schreien. Frauen, die von ihren traumatischen Erfahrungen berichten und ewig brauchen, bis sie diese verarbeitet haben.

Bei meiner Schwester Sara war ich nur Minuten nach der Entbindung im Krankenhaus. Während mein Neffe Felipe gewaschen wurde, tranken wir mit dem Vater einen Sekt. Die frisch gebackenen Eltern waren überglücklich und trotzdem schüttelten sie wie aus dem Nichts plötzlich immer wieder die Köpfe und sagten: »Es war schrecklich. Oh Gott, es war so schrecklich!«

Kaum wusste ich von meiner Schwangerschaft, nahm ich mir vor, eine wunderschöne Geburt zu haben. Meine erste Amtshandlung bestand darin, alle Frauen, die mir ihre schlimmen Geburtserfahrungen mitteilen wollten, sofort abzubügeln. Höflich, aber bestimmt sagte ich ihnen, dass wir gerne mal drüber reden können, wenn ich mit der Familienplanung abgeschlossen habe. Dass mich ihre Geschichten jetzt nur verunsichern würden und sie deshalb bitte den Mund halten mögen.

Mir als Hoch-Hochschwangerer zu erzählen, dass das Baby fast im Bauch gestorben sei oder die werdende Mutter alle um sie herum angefleht habe, diese grausamen Wehenschmerzen endlich zu beenden, fand ich nicht mehr ganz so passend. Und was bringen mir diese Geschichten auch? Ich weiß, dass eine Geburt eines der Dinge im Leben ist, die man am wenigsten planen und beeinflussen kann. Es sei denn, man macht einen geplanten Kaiserschnitt, okay.

Ganz offensichtlich sind die Wunden bei vielen Frauen nach traumatischen Geburten noch so weit offen, dass sie dich als Freizeittherapeutin in Anspruch nehmen wollen.

Aber das kommt für mich nicht in Frage. Ich möchte, dass mein Kind selbst entscheidet, wann es auf die Welt kommen möchte. Aus diesem Grund pole ich mich seit Beginn dieser Reise darauf, dass ich es eh nicht in der Hand habe. Der weibliche Körper wurde doch genau für diesen Moment designt und macht das jetzt schon seit mehreren Jahrtausenden. Auf Autopilot sozusagen.

Wenn ich mir also die Geburt ausmale, dann hoffe ich erst mal, dass René, trotz Pandemie, mit in den Kreißsaal darf. Er soll sehen, wie ich mich abmühe und was ich da leiste und wie ich über Grenzen gehe und einfach eine krasse Frau bin, die ein Wunder vollbringt, um ihm einen Sohn zu schenken. Ich will hinterher auch diesen berühmten Blick von meinem Mann bekommen: »Wow! Was habe ich für eine starke Frau! Ich liebe sie jetzt noch mal mehr und sehe sie von heute an mit ganz anderen Augen!«

Und natürlich sollen Papa und Baby direkt nach der Geburt bonden und so einen optimalen gemeinsamen Start haben. Dürfte ich mir den Ablauf aussuchen, dann geht es mit sanfteren Wehen oder einem Blasensprung zu Hause los, denn dann hätte ich noch Zeit, weil das Baby ja »fest« ist und sich also schon tief im Becken befindet. Ich werde entspannt sein, zu René gehen und sagen: »Schatz, es geht los. Bitte bring du schon mal die Kliniktasche ins Auto.« Ich, alles andere als panisch, werde noch in aller Ruhe duschen gehen, etwas essen, meine Sachen fertigmachen und so die ersten Stunden noch in meinen vier Wänden verbringen können. Dann fahren wir zum Krankenhaus.

Er ist an meiner Seite, während ich untersucht werde. Dann stellt die Hebamme aber sehr schnell fest, dass es sich schon um Geburtswehen handelt, der Muttermund bereits dabei ist, sich zu öffnen, alles also, wie es sein soll und verhältnismäßig schnell. Es wird eine natürliche Geburt, die, vielleicht so um die sechs, meinetwegen sieben Stunden dauert. Ein Kaiserschnitt kommt nur infrage, wenn es gar nicht anders geht. René bietet mir hier und da etwas zu trinken an, massiert mein Kreuz und meine Füße. Und wenn er schon dabei ist, kann er noch meine Schultern und meine Hände massieren. Er übernimmt auch die Kommunikation mit der Hebamme, damit ich mich in meine Zone, in meinen inneren Raum, zurückziehen und in Ruhe meine Entspannungs-Playlist hören kann.

Regelmäßig wird er mich fragen, ob es mir an irgendetwas fehlt. Nicht zu oft. Er soll mich ja nicht ständig inmitten meiner Meditation stören. Mir wird es gut gelingen, die Wehen zu veratmen. Vielleicht werde ich nach einer Weile in die Wanne gehen. Wenn die Schmerzen doch nicht auszuhalten sind, bin ich offen für eine PDA. Natürlich rechne ich mit Schmerzen. Gleichzeitig werde ich aber auch verwundert sein, wie gut ich mit ihnen umgehen kann. Ich fühle mich stark und mächtig. Wie eine Löwin. Und dann wird er da sein. Gesund.

Und ich werde die Liebe spüren, von der immer alle reden. Und wenn nicht, dann werde ich nicht enttäuscht sein, dann kommt sie halt ein paar Tage später.

Nach ein, zwei Nächten im Krankenhaus gehen wir nach Hause und machen es uns ganz gemütlich im Wochenbett. Das wird schön.

Das einzige, was mich mittlerweile schon ein bisschen stresst, ist das Thema »Stillen«. Oh Mann, das ist aber auch eine Wissenschaft für sich! Die Grundvoraussetzung ist natürlich, dass man überhaupt stillen will. Will ich. Derzeit mache ich noch ganz viele Fotos von meinen neuen, perfekten Brüsten und schicke sie regelmäßig meinen Freundinnen, um ihnen von uns dreien einen schönen Start in die Woche zu wünschen. In ein paar Monaten wird eventuell nicht mehr viel von dieser Pracht übrig sein. Irre, was die bald leisten werden oder leisten sollten. Es muss aber auch erst mal klappen. Unendlich viele Dinge können problematisch werden und die Sache, die nach ein paar Wochen ganz selbstverständlich sein wird, total verkomplizieren.

Ich habe ehrlich gesagt auch große Angst davor, dass Stillen richtig wehtut. Mir tut ja jetzt schon jeglicher Kontakt mit meinen Brustwarzen weh.

Hebamme Anna hat mir wiederum empfohlen, ein Buch übers Stillen zu lesen und viele YouTube-Videos zu schauen, in denen verschieden Positionen gezeigt werden. »Man muss das einfach oft gesehen haben.« Vorbildliche Schwangere, die ich bin, mache ich brav die Hausaufgaben. Die Bilder sind befremdlich. So groß sollen meine Brustwarzen mal werden? Oh nein, ich hatte doch immer so hübsche kleine. Außerdem haben stillende Brüste wirklich gar nichts Sexuelles oder Attraktives mehr, finde ich. Sie sind mehr wie ein Unfall. Ich mag nicht, was ich sehe, und kann dennoch nicht weggucken. Zwei ernährende Milchschläuche. Manche nehmen solch ein Ausmaß an, dass man Angst hat, sie könnten einen erschlagen, wenn man ihnen zu nahe käme. Wie auch immer, in dem Moment, wo das Baby also den Mund aufreißt, zieht man es an die Brust. Nicht zu fimschig mit dem Baby umgehen. Ruhig, schwupps – mit Schmackes – ran. Ich erahne, mit wie viel Kraft diese kleinen, zarten Wesen saugen. Klar tut das weh. Nun gut, wie auch in puncto Geburt, sollte ich hier an meinem Mindset arbeiten. Offen bleiben, es auf sich zukommen lassen und beten, dass Baby und ich Naturtalente sind!

Wie es scheint, hat mein Bauch jetzt seine maximale Größe erreicht. Ich habe nicht das Gefühl, dass er noch weiterwächst. Er sitzt auch deutlich tiefer und Baby hat vermutlich keinen Platz mehr. Anders kann ich mir es nicht erklären, warum mittlerweile einfach jede Position unbequem ist.

Wenn ich stehe, drückt das Gewicht auf die Blase und der Bauch zieht nach unten. Wenn ich gehe, besser gesagt watschle, habe ich das Gefühl, das Baby fällt mir jeden Moment raus. Wenn ich sitze, klemmt mir mein Kind unter den Rippen oder drückt auf den Magen. Vom Liegen möchte ich erst gar nicht anfangen. Egal welche Bewegung ich mache, mein Körper zwingt mich zu stöhnen und zu seufzen.

Von Anfang an habe ich dem Baby gesagt, es möge bitte zwei Wochen vor Termin kommen. Dann ist mein Geburtstag nicht gefährdet und es selbst auch nicht so groß und speckig. Baby ist davon aber nicht sonderlich beeindruckt.

Das Einzige, was mir Abhilfe verschafft, ist, wenn René meine Füße krault oder massiert. Dann wird auch dieses Wunderhormon Oxytocin in meinem Körper ausgeschüttet, was wiederum Endorphine hervorruft. Sagt jedenfalls mein schlauer Podcast. Und das alles in der Kombination soll bei der Geburt stärker als Morphium wirken. Also schmerzhemmend.

Ich wäre ja selbst schuld, wenn ich diesen wahnsinnig wichtigen und unglaublich hilfreichen Ratschlag aus dem Podcast

nicht befolgen beziehungsweise ihn nicht als Argument benutzen würde, um ungefähr jeden zweiten Abend eine schöne Fuß-
massage zu bekommen. »Schatz, mein Oxytocin ist wieder total
im Keller. Wärst du so lieb?« René hat es nicht leicht mit mir,
das weiß ich auch. Bestimmt hofft er heimlich, dass es früher
losgeht. Ich auch.

Obwohl ich vermute, dass es vielleicht Schwachsinn ist, google
ich »Natürliche, sanfte Methoden, um die Geburt einzuleiten«.
An oberster Stelle steht das für mich Unmögliche: Sex. Das
Sperma des Mannes enthält Prostaglandine, die den Muttermund erweichen sollen. Sie stecken auch in Medikamenten, die
zur Geburtseinleitung im Krankenhaus verwendet werden. Wie
wir wissen, ist Sex keine Option.

Nächste Methode: Heublumenbäder. Irgendwelche Kräuter
sollen mit kochendem Wasser in einer Schüssel aufgegossen werden. Dann setzt Frau sich circa eine halbe Stunde darüber. Heu-
blumen hatte ich mir schon bestellt, aber noch scheue ich den
Aufwand. Ich nehme mir vor, das Dampfbad am nächsten Tag
auzuprobieren.

Etwas, das einfacher zu bewerkstelligen ist, hat mal wieder
mit Oxytocin zu tun. *Der* am heißesten gehandelte Tipp, den
das Internet hergibt, besagt, man soll sich selbst an den Brustwarzen rumspielen. Ach: Ein bisschen Fummeln mehr oder weniger ... Und so baue ich das abendliche Brustwarzenstreicheln
in meine Dammmassage-Routine ein. Nun sind meine Brustwarzen ja super empfindlich und tun bei der kleinsten Berüh-
rung weh, das wird jetzt aber schnell besser. Wodurch sich weitere Fragen aufdrängen: Bildet sich da Hornhaut? Tut's dann
beim Stillen nicht mehr so weh? Doch zurück zum Thema.

Weiter finde ich noch Ratschläge, wie lange Spaziergänge –
mache ich eh fast jeden Tag mit den Hunden –, Zimt essen –
habe ich jeden Morgen in meinem Porridge –, viel Ruhe, die
ebenso viel helfen soll wie viel Stress, eine warme Badewanne

oder ein knackiges Workout. Und worauf alle, also wirklich alle Frauen schwören, ist Akupunktur. Und die bietet natürlich auch meine Hebamme an.

Heute ist schon mein viertes Mal. Es soll die Geburt einleiten, erleichtern, verkürzen. Ja, super, nehme ich alles! Eine Bekannte hat mir erzählt, dass ihr genau in dem Moment die Fruchtblase geplatzt ist, als sie eine Nadel in die kleinen Zehen bekommen hat. Bisher gab's für mich immer nur Nadeln in die Waden. Gleich sind die Zehen dran. Von einer vergangenen Nagelbettentzündung weiß ich noch, dass in den Zehen alle Nerven zusammenlaufen. Angenehm wird das also bestimmt nicht. Aber wenn es hilft. Tessi, meine Schwägerin, ist mit ihrer Kugel auch dabei.

Tessi und ich haben dieselbe Hebamme, daher ist ein Ausflug zur Akupunktur in Corona-Quarantäne-Zeiten so was wie ein Mädels-Trip nach Vegas. Einfach wild.

In Annas Praxis angekommen, machen wir uns untenrum frei. Ich glänze in Renés roter Calvin Klein-Unterhose. Wir lachen, die Stimmung ist gut. Noch.

»Anna, ich hab Schiss. Tut das sehr weh, die Nadel in den Zehen?«

»Ja, das zwickt schon ordentlich.«

Na gut. Mit Zwicken sollte ich leben können. Zuerst ist Tessi dran. Diese Woche werden allerdings nur ihre Waden gepiekt, weil ihr errechneter Geburtstermin ja eine Woche hinter meinem liegt. Sie ist tapfer. Dann bekomme ich das Verwöhnprogramm. Anna beginnt mit den Waden. Echt unangenehm. Normalerweise bin ich niemand, der sich groß anstellt. Oder vielleicht doch. Wie auch immer. Nachdem meine Waden versorgt sind, kommt Anna nun zum rechten kleinen Zeh. Sie gibt mir Kommandos, wie ich atmen soll. Oh oh. Das kann nichts Gutes bedeuten.

»Jetzt kannst du schon mal für die Geburt üben. Tief einatmen und durch den Mund laaaange Ausatmen.«

»Aaaaaaahhhhh!!!!!«

Kaum rammt Anna die Nadel in meine Haut, brülle ich auch schon ihre Praxis zusammen. Ich kann nicht *nicht* schreien. Tränen schießen mir in die Augen, ich beginne überall zu schwitzen. Tessi lacht sich kaputt und ich steige mit ein. Aber mehr aus Verlegenheit und Hysterie und weil das alles irgendwie absurd ist.

»Alles okay?«, fragt Anna, die, während sie die Frage stellt, auch schon meinen zweiten Zeh malträtiert. Diese Nadel geht jedoch unter, da mein Körper immer noch mit dem Nervenschmerz vom anderen Zeh zu tun hat. – »Im Ernst, eine Geburt kann nicht schlimmer sein als so 'ne Akupunktur!« Anna sagt nichts dazu. Wahrscheinlich auch besser so. Dann ist der Spuk vorbei.

Bevor ich meine Haustüre aufschließen kann, brauche ich noch einen Moment für mich an der frischen Luft. Die Nadel sitzt mir buchstäblich noch ganz schön in den Knochen. Was man nicht alles tut. Nicht nur, dass mir kotzübel ist, von der Tortur stinke ich auch noch wie ein Elch. Als Erstes beschließe ich, eine Dusche zu nehmen, um den Geruch, den die Folter hinterlassen hat, loszuwerden.

Bitte, Baby, komm vor dem nächsten Akupunkturtermin, bitte tu deiner Mami den Gefallen!

Baby, bitte komm!

Morgen fängt die letzte Woche bis zum Stichtag an. Der Countdown beginnt. Wahnsinn! Jetzt ist es bald so weit. Die Aussicht, eventuell noch Minimum eine weitere Woche schwanger zu sein, ist erschreckend lang.

Zu viel Zeit für bescheuerte, aber auch wichtige Fragen, die in meinem Kopf herumspuken:

Wann kann das erste Mal eine Babysitterin kommen?

Werde ich an die Dattelbällchen denken, die ich extra als Kreißsaal-Proviant gebacken und eingefroren habe?

Wie werde ich die Geburt auf Instagram bekanntgeben?

Habe ich an alles gedacht?

Wird mein Mann mich nach der Geburt mit all ihren erschreckenden Anblicken noch attraktiv finden?

Werde ich den Schnuller direkt geben oder damit warten, wie Hebamme Anna es gesagt hat?

Brauche ich das weiche Klopapier in meiner Kliniktasche wirklich unbedingt?

Wird René an die Dattelbällchen denken?

Welche Gefühle warten auf mich, wenn ich das Baby das erste Mal sehe?

Wird mir nach überstandener Geburt im Kreißsaal ein Glas Sekt angeboten?

Wann werde ich überhaupt meine nächste Flasche Wein trinken? Oder einen schönen Aperol Spritz?

Hätte ich doch noch mehr Yoga-Übungen in mein Training einbauen sollen?

Wie schnell geht es, bis ich wieder schlank bin?

Soll ich nach der Geburt zuerst lieber Sushi oder eine Rohmilch-Käseplatte essen?

Noch sieben Tage bis zum errechneten Termin. Letzte Nacht lag ich mal wieder wach. Langsam habe ich Angst. Ich habe wirklich große Angst um meinen Geburtstag, der in drei Tagen ist. Wenn er nicht morgen kommt, dann möchte ich bitte eine ganze Woche übertragen, damit ein deutlicher Abstand zwischen seinem und meinem Geburtstag liegt.

Meine Schwiegermutter hat mich heute angerufen. »Na meine Süße, was wünschst du dir denn zum Geburtstag? Oder sollen wir dir was fürs Baby schenken?« Das ist doch wohl ein schlechter Witz. Frechheit! – »Liebe Schwiegermutter, das fangen wir gar nicht erst an. An meinem Geburtstag bin ich der einzige Mensch, der Geschenke bekommt!«

Oh Gott, hoffentlich!

Noch sechs Tage. Noch zwei Tage bis zu meinem Geburtstag. René hat heute zu mir gesagt, dass man immer das bekommt, was man vermeiden will. Ich ändere daher meine Taktik und versuche mir ein neues Mindset zuzulegen: Oh, es wäre so schön, nein, es wäre das allergrößte Geschenk, wenn mein kleiner Mann an meinem Geburtstag das Licht der Welt erblicken würde und wir uns ein Leben lang diesen wundervollen Tag teilen könnten. – Funktioniert nicht. Es wäre ein Albtraum!

Noch fünf Tage. Morgen Geburtstag. Heute war ich bei meiner Frauenärztin zur Kontrolle. Muttermund ist noch zu. Sie sagt aber, das habe nichts zu bedeuten. Baby könnte trotzdem in drei Stunden da sein. Das gesamte Praxisteam war super aufmerksam. Nachdem sie in meinen Mutterpass geguckt haben, hat eine nach der anderen mir Glück gewünscht, dass der Kleine erst übermorgen kommt. Ich weiß nicht, ob ihr es mitbekommen habt: Morgen ist mein Geburtstag und somit der Auftakt meiner Geburtstagswoche. Wenn er morgen kommt, ist das scheiße, wenn er übermorgen kommt, ist das scheiße, wenn er … sich noch zwei Tage Zeit lässt, ist das schön. Wirklich schön, aber noch schöner wäre es, wenn er sich noch eine ganze Woche Zeit lassen würde.

Gleich backe ich ein Bananenbrot für morgen. Entweder werde ich es zu Hause essen oder im Kreißsaal. Oh, bitte nicht im Kreißsaal! Abends fühle ich mich komisch. Mein Herz rast. Ich bin nervös. Ich bin so unfassbar nervös. Weshalb weiß ich nicht. Auch der Versuch, in mich reinzuhören, bringt, anders als sonst, nichts. Ich frage meine innere Stimme. Aber sie antwortet einfach nicht. Dafür antwortet meine Schwester, der ich gerade geschrieben habe, wie nervös ich bin: »Die Unruhe vor der Geburt?« Oh nein. Könnte es am Ende wirklich so sein, dass wir Säugetiere spüren, wenn es losgeht. So wie eine Ziege ein Gewitter? Nein, nein, nein! Keine Option!

Ich mache drei Kreuze, wenn morgen die Uhr Mitternacht schlägt, und weitere tausend, wenn ich die ganze nächste Woche schwanger überstanden habe.

Vielleicht bilde ich mir das auch nur ein. Vielleicht drehe ich auch langsam einfach nur durch und steigere mich hinein, weil ich Angst um meinen Geburtstag habe. Hysterie trifft es vielleicht noch besser.

Gleich ist Mitternacht. Und damit mein Geburtstag vorbei. Baby ist noch drin! Aber zurück zum Anfang: Nach meiner Panikattacke vom Vorabend bin ich über der Meditation eingeschlafen. Eigentlich gut, hat aber nicht lange angehalten. Um kurz vor drei war ich mal wieder wach. Nur so für drei Stunden. So nervig!

Der Tag war dafür relativ entspannt. Vorgenommen haben wir uns eh nicht viel. Hätte ja jederzeit losgehen können. Mein Patenonkel, der auch Frauenarzt ist, hat mir geraten, ruhig zu machen, wenn ich will, dass Baby heute noch nicht kommt. Darüber habe ich nachgedacht, dann aber doch beschlossen, lieber alles wie immer zu machen. Also habe ich die erste Hunderunde übernommen, währenddessen saß René in einer Telko. Danach gab's Frühstück. René hat mir ganz in der Tradition meiner Familie Blumen um den Teller gelegt. Anschließend ist jeder in sein Büro gegangen und hat ein bisschen gearbeitet. Ich habe versucht, nicht ständig auf die Uhr zu schauen: Wie viele Stunden noch bis Mitternacht? Dann gab's Bananenbrot und eine weitere Hunderunde. Die war aber sinnlos. Kaum waren wir im Park, mussten wir die nächste Bank ansteuern. Ich hatte einen solchen Druck nach unten, dass ich keinen weiteren Meter mehr hätte gehen können! Das wär's echt noch gewesen: Lilli hat ihr Kind im Park zur Welt gebracht. An ihrem Geburtstag! Ein fast lustiger Gedanke, wenn's nicht so ein ernstes Thema wäre.

Abends hat René Essen von unserem Lieblingsitaliener geholt. Weil ich mich eh nicht auf einen Film oder so hätte konzentrieren können, durfte mein Mann die Doku-Serie *The Last Dance* über Michael Air Jordan gucken. Ich hing an meinem Handy und habe Nachrichten beantwortet und auf den neuen Tag gewartet.

Es sind jetzt noch 20 Minuten bis Mitternacht. Wie gesagt, noch ist er drin, und wenn er keinen Warp-Antrieb besitzt, wird der 5. Mai wohl weiter mir gehören. Na ja, und ganz Mexiko halt, aber das ist ja weit weg.

Olé!

Heute ist der 6. Mai. Nicht mehr der fünfte! Dass ich das mal feiern würde. Baby schläft gerade – in meinem Bauch!! Der Junge scheint die Wünsche seiner Mutter schon jetzt zu respektieren. Das ist gut und schön und ich bin glücklich. Aber: Heute ist der zweite Tag meiner Geburtstagswoche. Er sollte sich also noch weiter fünf Tage mit meinem körpereigenen Planschbecken begnügen. Ab Tag zwei wird die Geburtstagswoche nämlich erst so richtig schön. Dann ist die Aufregung und die Anspannung von mir abgefallen und ich kann es so richtig genießen, mich selbst zu feiern und feiern zu lassen: schöne Unternehmungen für mich und meine Freunde, Massagen, irgendwas Kulturelles, Brunch, Lunch, Tea Time ...

Noch drei Tage bis zum errechneten Termin. Weiterhin spüre ich einen starken Druck nach unten. Der Bauch drückt auf alles, was unter ihm ist. Blase, Bänder, Mumu. Super unangenehm. Außerdem wird er überall hart, aber ich kann nicht sagen, ob es am Baby liegt, das sich gegen meine Bauchdecke stemmt, oder ob es wirklich irgendeine Art von Wehe ist.

Übrigens, es gibt tausend Arten von Wehen, wurde uns im Vorbereitungskurs erklärt. Ich kann sie bis heute nicht unterscheiden beziehungsweise sagen, ob ich irgendwelche in der Zwischenzeit am eigenen Leib erlebt habe.

Ansonsten gibt es nicht viel mehr über den heutigen Tag zu berichten. Ach doch: Meine Freundin Jacqui hat sich meine Insta-Stories angesehen und mir daraufhin eine Nachricht geschrieben: »Du siehst ›weich‹ aus. (drei Herzen).« Okay, das könnte man in den falschen Hals kriegen. Ich hatte aber sofort eine Ahnung, worauf sie anspielt: Mein Gesicht ist in der letzten Woche irgendwie nach unten gesackt und sieht ausgeleiert aus. Ja, ungefähr so wie einer meiner anderen Körperteile, über die ich hier schon berichtet habe. Jacqui arbeitet als Arzthelferin bei einem Frauenarzt und ist selbst vor sieben Monaten Mutter geworden. Sie hegt die Theorie, dass Frauen kurz vor Geburt auch im Gesicht weich und schlaff werden. Meint also, dass Baby sich langsam auf den Weg macht. Vielleicht hat sie recht, und er kommt wirklich pünktlich. Er darf jetzt ja auch. Scheiß auf die Geburtstagswoche. Ich kann nicht mehr, ich mag nicht mehr, ich habe keine Lust mehr! Baby, bitte komm!

Noch zwei Tage ... blablabla! Er ist immer noch nicht da. Er gehorcht wohl doch nicht so gut, wie ich dachte. Mehrere Nachrichten haben mich in den letzten Tagen erreicht, dass diese Woche Vollmond sei und Kinder gerne bei Vollmond zur Welt kommen. Klar, Vollmond, warum nicht? Gerne. Ich greife nach jedem Strohhalm.

Letzte Nacht hatte ich große Hoffnung, ins Krankenhaus zu müssen. Doch weiter als bis zum Klo und wieder zurück ins Bett ging's nicht. Meine Laune ist heute mal wieder bescheiden. Es fühlt sich mittlerweile an, als hätte ich ein Buch – Hardcover, 500 Seiten – verschluckt, das mir jetzt unter den Rippen klemmt. Habe ich erwähnt, dass ich keine Lust mehr habe?

»Visualisiere einen bestimmten Tag für die Entbindung und nimm vor dem Schlafen ein entspanntes Bad«, haben sie gesagt.

»Trink Himbeerblättertee«, haben sie gesagt.

»Iss Zimt oder Lasagne.«

»Trink ein Glas Wein.« (Natürlich nicht gemacht).

»Setz dich über ein Heublumenbad.« (Bis heute nicht gemacht).

»Mach Akupunktur.«

Oh nein. Morgen sind wieder meine kleinen Zehen dran. – Ich geh mich in Himbeerblättertee ertränken.

Mein größeres Universum

Die Welt verändert sich. Sie wird kleiner,
weil sich alles nervigerweise darum dreht,
wie mein Körper wieder heil wird. Sie wird
schwieriger, weil wir aus Selbsterhaltungsgründen
vermeiden müssen, zu schlaflosen Zombies zu
mutieren, weil wir jeden Tag versuchen, als
(Liebes-)Paar zu überleben und als Erwachsene mit
ihren Jobs und Projekten. Sie dreht sich um unseren
neuen über alles geliebten Chef, der leider immer noch
klingonisch spricht. Das sind die neuen Abenteuer
des Raumschiffs Enterprise …

Eröffnungswehen sind Arschlöcher

Mein Baby hat meine großen, dunklen Augen. Noch nicht besonders viele Haare, aber dunkel sind sie und die ersten Locken deuten sich an. Auch die Brauen sind schon markant und sowohl auf der Stirn als auch auf den Ohren ist ein leichter Flaum zu erkennen. Es ist süß speckig und hat einen dunklen, olivfarbenen Teint. Ein richtiger kleiner Südländer. Seine Segelohren lassen jetzt schon erahnen, dass aus ihm mal ein kleiner Frechdachs wird. Und natürlich hat er auch das stark ausgeprägte Hollunder-Lippenbändchen, also wird er die Hollunder-Zahnlücke kriegen, wie jeder in meiner Familie. So habe ich mir mein Kind immer vorgestellt.

Die Realität sieht anders aus. Das dünne, blasse Kerlchen mit den für den kleinen Körper viel zu langen Armen und Beinen liegt fix und fertig auf Renés nacktem Oberkörper. Auch die Finger sind grazil und außergewöhnlich lang. Das hat er weder von seiner Mutter noch von seinem Vater.

Er scheint René zu streicheln, jedenfalls sucht er ständig den Hautkontakt. Apropos Haut. Seine ist ihm ein paar Nummern zu groß und wirft überall Falten. Da muss er in den nächsten Monaten noch reinwachsen. Und bei der Produktion wurde offensichtlich sein Kinn vergessen. Irgendwie sieht unser Kind eher aus wie ein altes Männchen anstatt wie ein frischgeschlüpftes Baby. Dafür ist die Nase ein bisschen größer geraten und voller weißer Grießkorn-Pünktchen. Seine Haare sind jetzt, da sie trocken und nicht mehr mit Fruchtwasser getränkt sind, heller als erst gedacht. Aschblond. Oder ist das vielleicht sogar ein Rotstich? Eine kleine

Karotte. Sobald er weint, läuft er auch purpurfarben an. Würde also passen. Die Ohren liegen brav an und eine Zahnlücke wird er nicht bekommen, da das Lippenbändchen so klein ist, dass man es kaum sieht. Er tanzt also aus der Hollunder-Reihe, schade. Zu seinen Augen kann ich nicht viel sagen, sie sind die meiste Zeit zu.

Dieses Baby hat so gar nichts von René oder mir und sieht ganz anders aus als in meinen Visionen. Und doch: Er ist perfekt! Es ist so unfassbar perfekt!

Ja, bestimmt gibt es hübschere Babys. Aber ich kann nicht anders als immer wieder laut sagen, wie süß, klein, wunderschön und perfekt mein Sohn ist. Irgendwie sieht er lustig aus und bringt mich zum Lachen. Das gefällt mir. Wenn er von seiner Reise auf diese Welt nicht so erschöpft wäre und schon etwas sehen könnte, würde ihm mein ununterbrochenes Starren und das ständige Abknutschen bestimmt schon tierisch auf die Nerven gehen. Gott sei Dank kann er sich nicht wehren. Und so nutze ich, obwohl auch ich hundemüde bin, jede Minute, um mich an ihn zu kuscheln und seinen zarten, süßen Duft aufzusaugen. Ich lausche dem zarten Röcheln und dem leisen Wimmern, das dieser kleine perfekte Mann von sich gibt. Aber zurück zum Anfang...

Freitag, 8. Mai: Nur noch einen Tag bis zum Stichtag. So langsam wurde mir klar, dass ich übertragen würde. Wie ätzend! Hatte ich erwähnt, dass ich keine Lust mehr hatte?

Ein dumpfer Knall irgendwo zwischen Rippen und Gebärmutter riss mich plötzlich aus meinen Träumen. Die Uhr sagt: kurz nach eins, Samstag, Stichtag! Mir war sofort bewusst, dass meine Fruchtblase geplatzt war, auch wenn unter mir noch alles trocken war. Kindchen nahm den Stichtag wohl ernst.

Was jetzt? Die Ärztin hatte gesagt, dass der Kopf des Babys »fest« war. Daher bestand keine Gefahr, dass es sich die Nabelschnur um den Hals wickeln konnte oder so. Keine Eile also.

Im Gegenteil, ohne Wehen hatte ich noch locker 24 Stunden. Außerdem war ich echt müde und wollte weiterschlafen. Wenige Minuten später aber zwang mich meine Blase wieder in die Senkrechte. Auf der Toilette blickte ich in die Schüssel und sah überall weiße Flocken. Ja, definitiv Fruchtwasser. Aber kein grünes, gut! Also, alles normal.

»René! Meine Fruchtblase ist geplatzt. Aber wir haben noch locker 24 Stunden, weil ich keine Wehen ... Autsch!« Das war eine Wehe mit so viel Kraft, dass ich einen ersten Vorgeschmack von dem, was mir blühte, bekam.

»René! Wir sollten jetzt echt los!« Mein Mann rannte wie ein aufgescheuchtes Huhn im Treppenhaus hoch und runter und sah nicht wirklich so aus, als wüsste er, was er da tue. Ich gab Anweisungen: »Ruf Anja an, damit sie die Hunde abholt. Hast du meine Dattelbällchen? Nimm die drei Kliniktaschen mit, die stehen oben. Denk an dein Ladegerät. Die sind im Gefrierschrank, René, die Dattelbällchen!«

Ich klaute dem Baby eine Windel und steckte sie mir in die Unterhose. Keine Sekunde zu früh, denn das Fruchtwasser lief jetzt munter aus mir raus. Im Auto zog ich meine Kopfhörer auf. Ich verabschiedete mich von meinem Mann. »Ich werde jetzt Adi Shakti hören und versuchen, in meinen inneren Raum zu kommen.«

Eigentlich war der Plan, dass René von nun an die Kommunikation mit dem Klinikpersonal regeln und mich und meinen inneren Raum abschotten sollte. Leider hatte ich die blöde Virus-Pandemie vergessen. Erst mal durfte nur ich alleine ins Krankenhaus. »Ja, hallo? Ähm, Lilli Adler-Hollunder. Ich glaube, ich kriege jetzt mein Kind.«

Eine sympathische, junge Hebamme, die sich als Carolin vorstellte, nahm mich auf der Station in Empfang: »Ja, das sind deutliche Kontraktionen.« Ich nickte. Die Schmerzen ließen keinen Platz für Zweifel.

»Ich werde jetzt den Muttermund überprüfen.« Yippie.
Locker lassen, ganz locker lassen, Lilli! Ich brüllte los.
»Gut, der ist geöffnet. Sie dürfen Ihren Mann anrufen, dass
er kommen kann. Die Geburt geht los.«

Seit 90 Minuten saß ich jetzt in der Geburtswanne. Der Kreißsaal hatte mich wirklich positiv überrascht. Es war ein großzügi-
ger Raum, das Licht gemütlich gedimmt, in der Ecke ein leucht-
ender Kristallstein.

Aus meinen Kopfhörern dröhnte in Dauerschleife meine
Kreißsaal-Playlist, die ich *Bester Tag!!* genannt habe, um mich
auch so schon mal positiv auf das Geburtserlebnis zu konditio-
nieren. Die Liste bestand aus genau drei Liedern: »Adi Shakti« –
natürlich –, »Can`t Help Falling In Love« von Elvis und »Yellow«,
aber eine thailändische Version des Coldplay-Hits.

Alles in allem war es hier freundlich und einladend. Ja, hier konnte man sicher angenehm ein Kind aus sich rausdrücken.

Ich konzentrierte mich auf meine Atmung und die Melo-
dien, um in die Tiefenentspan-
nung zu gelangen. Immer, wenn ich dachte, dass ich mich aus
der Realität entferne und in meiner wunderschönen Mittelmeerbucht das Wasser zwischen meinen Fingern spürte und ich endlich in meinem inneren Raum angekommen wäre, löste sich das
Bild in Luft auf. …

Weil ein schnatternder René ohne anzuklopfen hereinstürmte,
der sich offenbar sehr angeregt und gut gelaunt mit unserer netten Hebamme über Gott und die Welt austauschte. Ja, er sollte
die Kommunikation übernehmen. Aber das war ein bisschen viel
Kommunikation, die hier zu mir in meine Zone drang. Die Ab-
stände der Eröffnungswehen waren jetzt auch schon so kurz, dass
ich mich kaum noch erholen konnte. Ansonsten machte mein
Mann einen super Job. Der bestand eigentlich ausschließlich darin, anwesend zu sein. Mehr ließ ich auch gar nicht zu.

Wenn mich René ansprach, unterbrach ich ihn mit einem kurzen »schhh«. Streichelte er mir über den Kopf, wischte ich seine Hand weg. Die Massagen, die ich eigentlich fest eingeplant hatte, lehnte ich ab. Wann immer aber eine neue Wehe kam, ergriff ich seine Hand und drückte fest zu. Und was die Schmerzen angeht, da muss ich nicht drum herumreden. Eröffnungswehen sind Arschlöcher.

Erst zaghaft – ich kam mir anfangs, ehrlich gesagt, ziemlich dämlich vor –, mit zunehmender Intensität der Wehen dann aber immer lauter, begann ich, wie im Vorbereitungskurs gelernt, zu tönen. Ich tönte auf alles, was mir unterkam. Wenn es möglich gewesen wäre, hätte ich sogar noch neue Vokale erfunden. Ich versuchte das »Aaaaaaaa …«, dann das »Ooooooo …«. Irgendwann hatte ich alle Vokale durch. Bis auf das »i« natürlich, ich war ja nicht verrückt! Das »i« war gar nicht gut für den Muttermund und würde die Schmerzen nur noch verschlimmern …

Aber nichts funktionierte. Keine einzige Wehe konnte ich veratmen. Also entschied ich mich, einfach nur zu wimmern und zu stöhnen und hie und da ein bisschen zu weinen. Die Schmerzen überrollten mich schlichtweg. Der einzige Gedanke, der mir immer wieder in den Kopf kam, bestand aus zwei Wörtern: »Geplanter« und »Kaiserschnitt«. Kein Zweifel, sollte es ein Baby Nummer zwei geben, dann nur mit einem geplanten Kaiserschnitt! Aber ich war doch nicht bescheuert und würde mich ein zweites Mal schwängern lassen! Pille! Ring! Spirale!

Bei den letzten Wehen schwächelte in der Wanne mein Kreislauf. Baby würde wohl also nicht im Wasser zur Welt kommen. Aber auch die senkrechte Position wollte mir keine Besserung bescheren. Also legte ich mich auf das Geburtsbett. Hebamme Carolin reichte mir ein neben mir angebundenes Tuch, an dem ich mich bei jeder Wehe festhalten sollte, konnte, ach, was weiß ich. Für mich diente es zu nichts mehr als ein bisschen Deko für den Raum.

Dann ertönte aus dem CTG-Gerät ein hektisches Piepen.

»Euer Kind scheint Stress zu haben. Das ist bei einer Geburt nicht unüblich. Aber zum jetzigen Zeitpunkt ist das definitiv zu früh. Das müssen wir beobachten.« Die nächsten Stunden vergingen unfassbar langsam. Die zwei Buscopan-Zäpfchen gegen die Schmerzen waren wie ein nett gemeinter Luftkuss: Sie verpufften im Nichts. Und wann immer alle dachten, das Baby hätte die Situation jetzt wieder im Griff, rauschten seine Herztöne auf ein Neues nach unten.

Dann, nach vier Stunden, die Erlösung. Hebamme Carolin schlug eine PDA vor, um dem Kleinen am Kopf Blut abzunehmen und seine Werte zu checken. Kaum hatte ich der Idee zugestimmt, stürmte auch schon das Anästhesieteam in den Raum. Eine nette Bulgarin mittleren Alters stellte sich vor. »Hallo, ich bin Mariana, ich mache die Betäubung. Sie müssen hier unterschrei... – »Stift?!« Ich hätte in diesem Moment alles unterschrieben, jede Versicherung abgeschlossen oder Waschmaschine gekauft, wenn das Erlösung bedeutet hätte!

Das Pieken der Nadel an meiner Wirbelsäule war im Gegensatz zu den Wehen ein Witz. Und schon bald befand ich mich im Himmel. Die Schmerzen waren weg.

Erschöpft schlief ich ein. Eineinhalb Stunden später öffnete ich wieder meine Augen und Carolin kam rein. »Lilli, ich möchte mich verabschieden. Wir haben jetzt Schichtwechsel. Ich wünsche euch alles Gute. Du machst das toll!« Als sie den Raum verließ, wandte ich mich an René: »Schatz, ich will nicht, dass sie geht. Sie ist so lieb. Wer weiß, wer jetzt kommt.«

Noch während ich jammerte, betrat die neue Hebamme das Zimmer. Irgendwie kam sie mir bekannt vor unter ihrer Maske, die samt René alle außer mir tragen mussten. Aber das war doch...

»Hi, Lilli. Vielleicht erinnerst du dich. Wir kennen uns vom Schwangerschafts-Yoga.« Bettina! Meine wundervolle Bettina!

Natürlich erinnerte ich mich an meinen geliebten Guru, dieses wundervolle Wesen, das regelmäßig meinen Körper und Geist in Einklang gebracht hatte. Das konnte kein Zufall sein, das war Schicksal!

»Wir müssen mal was Ernstes besprechen. Auch, wenn die Blutwerte vom Baby gut sind, müssen wir uns doch fragen, warum seine Herztöne immer wieder runterrauschen. Das können wir ihm nicht ewig zumuten und es geht jetzt schon sechs Stunden so. Wir müssen wirklich über einen Kaiserschnitt nachdenken.« Die Worte hallten mehrmals nach, bis sie in meinem Kopf ankamen.

Jetzt aber wusste ich nicht, was ich sagen sollte. Ich wollte mein Baby ja nicht in Gefahr bringen. Aber warum fühlte ich mich damit so … so leer? Irgendwie unvollständig. Ich hatte zwar Angst vor den Presswehen, die

Klar wollte ich eine natürliche Geburt. Das Thema Kaiserschnitt hatte ich aber stets pragmatisch betrachtet. Wie so vieles. Vorher. Alles so, wie es für das Kind das Beste war. Klar.

noch anstanden, aber der Gedanke, gar nicht an diesen Punkt zu gelangen, war, als würde man mir einen Teil meines Körpers abschneiden, mich unvollständig zurücklassen. Den angefangenen Weg wollte, nein, musste ich zu Ende gehen.

»Bettina, ich will, dass du weißt, dass ich wirklich, *wirklich* das Baby auf natürlichem Wege kriegen will. Wirklich. Und nur einen Kaiserschnitt machen möchte, wenn es wirklich, *wirklich* nicht anders geht.« – »Ja, das verstehe ich. Gut ist ja schon mal, dass die Blutwerte in Ordnung sind.«

René brachte mir immer wieder etwas zu trinken, aber eigentlich wollte ich nichts. Gar nichts. Und schon gar nicht essen.

»Komm, beiß von der Banane ab.«
»Ich will nicht.«
»Los jetzt. Einmal beißen. Und hier ein Dattelbällchen.«
»Ich will kein Dattelbällchen.«

»Du brauchst Kraft. Du isst jetzt ein Dattelbällchen!«

Ach egal. Alles egal.

Zeit zu klingeln. Die Wehen waren wieder da: »Kann ich bitte noch mal PDA oder Schmerzmittel oder was weiß ich haben? Bitte gib mir irgendwas.« – »Lilli, ich will eigentlich, dass du das jetzt spürst, damit du nachher mitmachen kannst.« Dann verließ Bettina wieder den Raum. Ich atmete tief durch die Nase ein und laaaange durch den Mund aus. Das tat gut, und so machte ich weiter, ungeachtet dessen, ob gerade eine Welle kam oder nicht. Ich atmete und atmete. Komm doch, Wehe! Na los, komm schon, dachte ich plötzlich trotzig und atmete wie besessen weiter. Obwohl die Schmerzen mit voller Wucht zurück waren, fühlte es sich jetzt anders an. Auch ich war zurück und saß wieder im Sattel.

Immer mehr entfernte ich mich aus der Situation und gewann die Kontrolle zurück. Ich landete zwar nicht in meiner Mittelmeerbucht, kam aber tatsächlich in diesen tranceähnlichen Zustand. Es war wie ein Wettkampf: Lilli gegen die Wehe. Ich lag vorne.

»Das Baby ist noch recht weit oben«, erklärte Bettina. »Er schafft es nicht alleine weiter runter. Wir könnten jetzt noch weiter warten. Aber er hat immer noch Stress, und das können wir ihm nicht mehr lange zumuten. Ich habe mit der Ärztin gesprochen, Lilli. Wenn er in einer Stunde nicht da ist, müssen wir einen Kaiserschnitt machen.«

Stille. Ich sagte nichts, nickte nur.

»Spürst du denn einen Drang zu pressen?« Ich schüttelte den Kopf.

»Gleich komme ich zurück und du versucht mal zu pressen. Okay?« Ich nickte. Nach 20 Minuten war Bettina wieder da. Ich schloss die Augen und presste. Presste um unser Leben.

»Super, Lilli! Er rutscht runter. Weiter so! Wenn du magst, kannst du mal deine Finger unten reinstecken und seinen Kopf fühlen.«

Was? Echt jetzt? – Fast schüchtern tastete ich nach der korrekten Öffnung und ließ meine Finger hineingleiten. Da! Haare! Und etwas Festes. Wahnsinn!!

Ich konnte es nicht glauben und grinste René an. »Willst du auch mal?« Er schüttelte den Kopf. Noch stärker als zuvor trat ich der nächsten Wehe entgegen und presste mit solch einem Selbstbewusstsein, als wäre dies schon meine vierte Geburt. Plötzlich spürte ich, wie sich etwas Hartes aus mir herausschob und nun zwischen meinen Beinen hing. »Da ist das Köpfchen! Gleich ist er da.« René lugte vorsichtig um die Ecke. – Er würde bald da sein?

Und plötzlich schoss sie durch meinen Körper, drang in jede meiner Zellen und drohte mich von innen heraus zu sprengen: Pure, reine Liebe. Kein Zweifel mehr. Keine Spur von Angst. Kein Zögern.

Einmal mehr holte ich tief Luft und machte mich bereit, es mit der kommenden Wehe aufzunehmen. Ich wusste, es würde nur noch diese eine benötigen, um meinen Sohn zu mir zu bringen. Ich schloss die Augen und drückte um mein Leben. Wie in Zeitlupe spürte ich eine kleine Schulter, dann ein weiteres Gelenk und noch eins und noch eins aus mir rausflutschen.

Es war das faszinierendste Gefühl, das ich jemals erleben durfte, und als ich die Augen öffnete, war er da. Ein kleiner, wimmernder Junge lag auf meiner Brust. All die Monate des Wartens, alle Gedanken, die einem durch den Kopf gegangen waren. All das spielte keine Rolle mehr. Er war jetzt wirklich hier bei mir, bei uns.

»Hallo Casper!«

Nachspielzeit

Das Wesen, das Bettina auf mir abgelegt hatte, sah so gar nicht nach einem Menschenbaby aus. Sein Kopf war zu einem spitzen Conehead geformt, die Haut blau. Sein Blick, ein einziger Zweifel und überhaupt nicht zufrieden mit der Situation. Er starrte mich an und begutachtete mich skeptisch. Zwei Menschen, die das erste Mal aufeinandertrafen und trotzdem ganz genau wussten, wer sie füreinander sind.

Während René die Nabelschnur durchschnitt und das zarte Etwas weiter vor sich hin meckerte, presste ich mit einer harmloseren Wehe die Plazenta raus. Das war jetzt echt nur noch ein Kinderspiel.

»Darf ich mal anfassen?« René und ich fühlten das letzte Pulsieren der Nabelschnur und begrapschten anschließend die Plazenta. Unglaublich! Dieses riesige, dunkle Ding, das aussieht wie eine Innerei in einer nassen Plastiktüte, hat unser Kind fast ein Jahr lang versorgt! Die Stimmung war jetzt ausgelassen, wie bei einem Kaffeekränzchen.

Plötzlich war ich gar nicht mehr müde, sondern voll Energie und Leichtigkeit, so, als hätte es die letzten zwölf Stunden nicht gegeben.

Es fehlten nur noch Schampus und Macarons. Anstelle von Champagner stürzte ich vier große Gläser Apfelschorle runter. Noch nie im Leben hatte ich so einen Durst.

René wandte sich immer wieder zu mir: »Du hast das so toll gemacht. Unglaublich, Kleine! Einfach unglaublich!« Dann küssten und bestaunten wir abwechselnd unseren Sohn.

»Schöner Name«, sagte Bettina. »Wie seid ihr darauf gekommen?« Ich grinste bei der Erklärung: »Der Film mit dem Geist aus den 90ern. Den Namen fand ich schon mit neun Jahren toll.«

Mittlerweile hatte Casper die Augen wieder geschlossen, schien zu schlafen, lief aber erneut blau an. Er war schlapp und kraftlos. Bettina gefiel das gar nicht, und sie schlug vor, ihn zu den Kinderärzten zu bringen. René schaute mich besorgt an. Von meiner besten Freundin Nicola, die Kinderärztin ist, wusste ich aber, dass Babys oft Startschwierigkeiten hatten und anfangs ein wenig Hilfe benötigten. Das erklärte ich auch ganz ruhig meinem Mann. Er solle sich keine Sorgen machen.

Schon zehn Minuten später lag Casper wieder auf meiner Brust. Zwischen meinen Beinen war in der Zwischenzeit die Ärztin zugange. »Und? Bin ich gerissen?« Ich war mir ganz sicher, dass sich die Dammmassagen gelohnt hatten und ich keine Verletzungen davongetragen hatte. Das hätte ich doch wohl gespürt. »Hmm, ein bisschen. Ich nähe das jetzt mal.« – »Machen Sie mich aber bitte hübsch da unten«, scherzte ich in die Runde. Der Witz kam nicht ganz so gut an, aber das war mir egal.

Ich war glücklich, dass die Geburt hinter mir lag, und voller Euphorie und Liebe und wusste, dass die schönen Dinge jetzt so richtig beginnen konnten. Das Schwierigste war geschafft! Dachte ich …

Auf der Station angekommen, muss ich dringend pinkeln. Langsam und gebeugt, wie eine alte Frau, gehe ich zur Toilette und will mich erleichtern. Aber es kommt nichts. Nicht ein Tropfen! Dabei habe ich das Gefühl, dass meine Blase gleich platzt. Es beginnt in mir zu brennen und zu schmerzen und ich betätige den roten Knopf neben mir.

Eine Schwester kommt und ich erkläre ihr fast weinend mein Dilemma. Sie nimmt mich in einen Behandlungsraum mit und ich bekomme einen Blasenkatheter. Seither weiß ich, dass die Blase circa 500 Milliliter Urin fassen kann. Der Katheter füllt sich mit über zwei Litern! Meine Blase hat die Arbeit eingestellt, was mir einen Dauerkatheter verschafft. Er wird in zwei Tagen gezogen, und sollte dann alles wieder funktionieren, dürfen wir nach Hause.

Ich nehme mein neues Accessoire, mein schickes Handtäschchen neben mir am Bett, mit Humor. Auch über die Schmerzen untenrum beschwere ich mich nicht, obwohl die schon ganz schön ordentlich sind. Nichts mindert meine gute Laune. Alles ist schön. Wie konnte ich nur denken, dass ich eine Kandidatin für eine Wochenbettdepression sein könnte?

René und ich sind einfach nur glücklich! Auf Grund der Virus-Pandemie dürfen wir keinen Besuch empfangen. Auch das stört uns nicht weiter. Im Gegenteil. Wir genießen die Zeit zu dritt und liegen den ganzen Tag in dem riesigen Bett und sagen einander, wie süß wir Casper finden und wie sehr wir ihn schon jetzt lieben. Ich fange immer wieder an zu weinen, weil ich gar nicht weiß wohin mit meiner ganzen Liebe.

Würde man uns durch einen Instagramfilter betrachten, würden überall rosa Herzchen aufploppen und Glitzer regnen.

Casper ist noch ganz schön müde und auch an der Brust dementsprechend faul. Kaum war er geboren, floss schon Kolostrum aus meinen Brustwarzen. Die Hebammen waren begeistert, so viel habe ich von dem Zeug! Ich könnte die ganze Station damit versorgen. Der faule Kleine muss daher an der Brust kaum Arbeit leisten. Nur Schnabel auf und trinken. Dennoch schläft er immer wieder ein. »Typisch Jungs!«, hat eine Hebamme gesagt. Und so müssen René und ich ihn ärgern, damit er wach bleibt, indem wir seine Füße sanft kitzeln oder ihm über seinen Kiefer streichen. Aber auch das Andocken funktioniert leider noch nicht so richtig. Er rutscht immer wieder ab. Wird schon.

Der Chefarzt kommt und klärt mich auf: »Sie haben einen Dammriss dritten Grades. Das heißt, der Damm ist durch – und auch ihr Anus ist leicht angerissen.« Na Prost Mahlzeit! »Daher müssen Sie die nächsten drei Wochen ein Medikament nehmen, das ihren Stuhl weich macht. Und Abputzen bitte ganz vorsichtig.« Gut, dann weiß René jetzt auch darüber Bescheid. »Und sechs Wochen keinen Sex.« Am liebsten hätte ich laut losgelacht. Ich bin da unten zerrissen, zugeschwollen und habe einen Katheter in mir stecken! An Sex zu denken, ist wirklich das Letzte, das mir in diesem Moment einfällt. Aktuell denke ich, dass ich nie wieder jemanden zwischen meine Beine lasse.

Es ist Tag zwei nach der Geburt und heute Mittag war ich endlich wieder erfolgreich auf dem Klo (kein Pipi, nur das andere). Ich hatte, ehrlich gesagt, ganz schön Respekt davor, weil die Naht ja bis zum Po geht und ich mit ordentlichen Schmerzen gerechnet habe. Überraschenderweise war es aber gar nicht schlimm und ich fühle mich wieder ein Stück menschlicher. Leider sind die Nebenwirkungen des Pulvers erschütternd. Wortwörtlich.

Ich habe krasse Blähungen. Im wahren Leben sind mir nur zwei Arten bekannt: Die leisen Stinker und die lauten Harmlosen. Hier lerne ich eine dritte Spezies kennen: Laut, sehr laut und schlimm, sehr schlimm riechend! In einem Endzeitfilm würde man von monströsen, menschheitsvernichtenden Killerfurzen reden. Leider lernt René sie auch kennen.

Wenn ein – ich versuche es mal ladylike zu formulieren, falls das in diesem Kontext möglich ist –, wenn also ein Wind im Anflug ist, bleibt mir aufgrund der Naht nichts anderes übrig, als die Luft ins Freie zu entlassen, da ich ansonsten noch mehr Schmerzen habe. Leider passiert das momentan alle paar Minuten. René schaut Casper und mich dann fragend an. »Wer von euch war es diesmal?« Meistens hebe ich den Finger.

Am nächsten Tag steht die U2 an. René bringt Casper zum Kinderarzt. Irgendwie habe ich mir das anders vorgestellt. Keine einzige Windel habe ich bisher gewechselt, nicht einmal habe ich gesehen, wie das Kindspech aussieht. Beim Wiegen war ich auch nicht dabei. Gefühlt verpasse ich gerade viele große Meilensteine.

Meine Aufgaben sind sehr begrenzt: Füttern, Genesen und Rumliegen. – »Casper hat super Reflexe! Wir müssen nur nachher noch mal zu einer zweiten Hüft-Sono. Das Hüftgelenk sitzt nicht ganz perfekt in der Pfanne. Aber das checken die später noch mal. Dann fliegen wir da zuerst hin, Captain. Und danach auf ein Steak nach Argentinien. Okay? Da gibt es auch hübsche Frauen.« Meine beiden Jungs, grinse ich in mich hinein. René hält den Kleinen mittlerweile sehr professionell im Fliegergriff. Bevor es für die zwei wieder losgeht, füttere ich den Kleinen wieder. Versuche es zumindest.

Entweder schläft der Kleine an der Brust ein oder er fängt an zu schreien. Na toll, so kann ich echt nicht arbeiten.

Bisher hat er ungefähr zehn Prozent seines Geburtsgewichts verloren. Alles ganz normal. Aber so langsam müsste es mal klappen mit dem Stillen, damit er zunimmt. Wir sollen Casper jetzt erst mal mit einer Spritze füttern, damit auch wirklich was in den Jungen reingeht. René lauert also mit der Spritze an meiner Brustwarze, während ich das Kolostrum rausdrücke. Dann lassen wir Captain Casper am kleinen Finger nuckeln, so kann er gleichzeitig Saugen üben, und von der Seite träufeln wir ihm die Milch in den Mund. Wie bei einem Vogelküken.

Am frühen Abend steht die zweite Hüftuntersuchung an. Dazu muss René mit ihm in ein anderes Gebäude. Wir packen den Captain dick ein. Selbst die kleinste Größe, die ich dabeihabe, ist noch viel zu groß. In seinem braunen Overall geht er komplett unter. Ist das süß! Uns wird ein Kinderwagen vom Krankenhaus gestellt, er sieht grässlich aus und René und ich lachen uns darüber kaputt: ein quietschiges Grün mit Dschungelmotiven. Dann wünsche ich meinen Männern einen schönen ersten gemeinsamen Ausflug. »Ganz viel Spaß, Captain! Jetzt geht's raus! Wie aufregend. Schade, dass ich nicht mitkann.«

Mein Mann scheint mir meine Enttäuschung angemerkt zu haben, denn kaum sind sie weg, klingelt schon mein Telefon und ich werde über FaceTime-Video mitgenommen.

»Und? Wie gefällt es Casper im Kinderwagen?«

Ist das aufregend!

»Er macht das super. Ist sofort eingeschlafen.«

»Ooooh, wie toll. Er ist echt so brav!«

Stolz bleibe ich zurück und warte nervös auf die Ergebnisse. Caspers Hüftwerte sind zwar nicht optimal, aber auch kein Grund zur Sorge. »Das kann sich noch verwachsen«, heißt es.

In seiner dritten Nacht auf Erden macht unser Kind die merkwürdigsten Geräusche und findet keine Ruhe. Er röchelt und würgt. Als würde er keine Luft kriegen oder ihm irgendwas den Hals verstopfen. Meine Freundin Nicola hat mir mal von einer Krankheit erzählt, bei der sich die Lungenbläschen nicht richtig aufblasen oder der Schleim nicht abgehustet werden kann oder so. In jedem Fall früher oder später tödlich.

»Ich bin mir eigentlich sehr sicher, dass das Röcheln nichts bedeutet«, beruhigt die Hebamme die hysterische Mutter. »Vielleicht hat er noch ein wenig Fruchtwasser in der Lunge. Das ist nicht untypisch. Wenn Sie sich aber besser fühlen, schicke ich Ihnen gleich noch mal den Kinderarzt vorbei.«

Eine halbe Stunde später versichert mir auch der Kinderarzt, dass mit Casper alles in Ordnung ist. Kaum verlässt er das Zimmer, breche ich in Tränen aus und drücke mein Kind fest an mich.

»Was ist denn los?« René versteht die Welt nicht mehr, ich kann mich aber nicht beruhigen und schluchze weiter.

»Wenn irgendwas mit ihm sein sollte… er ist alles… ich hatte solche Angst. Was mache ich nur, wenn… ich liebe ihn so! Ihm darf niemals was passieren.«

»Ist doch gut. Ist doch alles in Ordnung! Komm, wir schlafen jetzt, Kleine. Caspi kann bei uns im Bett bleiben.«

Es ist vier Uhr. Bisher haben wir keine Sekunde geschlafen. Der Kleine heult. Ununterbrochen. Verschiedene Hebammen mit verschiedenen Ideen waren schon da. Wir haben ihn auf die Seite gelegt, auf den Bauch, den Kopf ein wenig erhöht, in sein Bett, in unseres, auf uns drauf, einen Schnuller gegeben, den er nicht genommen hat, geschuckelt, gesungen, nicht gesungen und wieder und wieder versucht zu füttern. Das Klinikpersonal weiß auch nicht weiter und wir sind mit den Nerven am Ende.

Seit ungefähr einer halben Stunde geht René mit dem Captain in der Fliegerposition auf und ab. Ich starre vor mich hin. Ins Nichts. Was haben wir nur getan? *Was* haben wir nur getan?? Unser Leben war so schön. So entspannt! Ich konnte so viel schlafen. Wann immer ich wollte. Ich habe meinen Schlaf geliebt. Acht, neun Stunden. Und hier und da noch ein zweistündiger Mittagsschlaf. Das war perfekt!

Ich kriege es mit der Angst zu tun. Wir wollten doch ein Baby, das durchschläft. Von Anfang an. Wie bei anderen. Wird unser Kind jemals durchschlafen?

Wie lange würde es dauern, bis er einigermaßen durchschläft? Was, wenn ich nie wieder richtig schlafen kann? In welchen Albtraum bin ich hier geraten? Oh Gott, ich habe Angst! Ich kriege Panik!! Was kann ich tun?

Zeit für hysterischen Aktionismus. Ich bestelle den Puck-Sack von so einer Mami-Bloggerin auf Instagram. Den brauchen wir, der wird uns retten! Ein paar Minuten später drücke ich auf den »Bestellen«-Button und dann wieder auf die rote Klingel.

Die Nacht-Hebamme kommt rein.

»Ich schon wieder. Tut mir leid. Aber er schläft einfach nicht.«

»Es ist halt manchmal so. Gerade am Anfang. Aber das dauert keine drei Monate, dann hat er es drauf!«

Oh Gott! Drei Monate?

Drei Monate??? Das muss ein mieser Scherz sein! Drei Monate sind eine sehr, sehr lange Zeit. Bis dahin kann ich langsam und qualvoll an Entkräftung verendet sein.

Casper und René sind wieder da. Sie waren mal wieder auf den Gängen fliegen und haben die Nachtschwestern auf einen Plausch besucht. Beide sehen hundemüde aus.

»Irgendwas, das wir tun können?«, fragt jetzt René.

»Sie können es nur immer wieder probieren, ihn hinzulegen.« Wir probieren es. Gegen sechs Uhr schläft Casper ein. Und wir mit ihm.

Mit wackeligen Schritten trete ich samt Urinbeutel vor den Spiegel im Bad. Da stehe ich nun in der sexy Netzhose mit den dicken Wöchnerinnen-Einlagen, der Schlauch meines Urinbeutels zwischen meinen Beinen, mit dem Zugang an der Hand, das Gesicht fahl und mit Augenringen des Todes. Der Bauch ist an Tag 3 schon flacher. Verrückt, wie schnell das geht! Das freut mich. Immerhin etwas. Umso weniger passen diese Megamelonen zu meinem Körper. Es sieht aus, als hätte man die Brüste einer sehr korpulenten Frau abmontiert und bei mir drangeschraubt.

Ich greife nach der Zahnbürste. Doch da merke ich, wie es aus meinen Brüsten tropft. Ich drücke die Klingel. Schon nach kurzer Zeit steht eine Hebamme neben mir. »Die Milch ist jetzt da, würden Sie vielleicht noch mal helfen, ihn anzulegen?«

Ich mache es mir gemütlich und ziehe Casper heran. Die Milch fließt. Und wie sie fließt! Der Captain hat noch nicht mal die Brustwarze berührt, da sind er, das Kissen und meine Hälfte des Bettes schon völlig durchtränkt. »Wahnsinn! Sie haben ja Milch. Da können Sie sich aber glücklich schätzen. Na komm Kleiner, Mund auf!« Casper hat jetzt die Brustwarze im Mund, aber er verschluckt sich ständig und weiß nicht, wie ihm geschieht. Die Massen an Milch sind einfach überall. Ich überflute mein Kind.

Es ist Nachmittag. Wir sind fast bereit für den Heimweg. Der Blasenkatheter wurde mir vor knapp zwei Stunden gezogen.

Ich liege im Bett, trinke Wasser und warte drauf, dass die zwei Stunden endlich vorbei sind, damit ich auf Toilette gehen kann. Aber auch dieses Mal kommt nichts. Enttäuscht gebe ich auf.

Der nächste Blasenkatheter wird gelegt. Autsch. Das darf nicht wahr sein! Ich will doch nur nach Hause. Und jetzt funktioniert meine dämliche Blase einfach nicht, weil sie eingeschnappt ist, oder was?! Mies gelaunt schleppe ich mich und meinen neuen Urinbeutel aus dem Zimmer, gehe an meinem Fanblock, den Hebammen, vorbei, die mir aufmunternd zurufen, zurück zu René und Casper. »Und? – Oh.« René erblickt mein neues Handtäschchen. »Ist nicht schlimm. Wir haben es ja gemütlich hier.«

Ein neuer Stillversuch: Diesmal aber lasse ich erst mal Milch über dem Waschbecken ab, indem ich die Brüste ausstreiche. Das soll es Casper leichter machen, und so dockt er auch an. Gerade, als ich einen Seufzer der Erleichterung ausstoßen will, lässt er jedoch ab und fängt an zu schreien. Ich muss mitweinen.

»Was ist denn los? Ist doch alles in Ordnung.«

»Nichts ist in Ordnung, René! Casper muss etwas essen!«

»Ja und? Dann trinkt er halt später!«

»Aber vielleicht trinkt er später wieder nicht! Du kapierst das nicht! Du bist ja nicht dafür zuständig. Es lastet alles auf mir!«

»Ich mache hier alles!!«, blafft er mich an.

»Wow! Du wickelst ihn! Du holst Kaffee! Toll, René!! Ich wünschte, ich könnte mit dir tauschen! Aber ich kann nichts machen, weil ich vollkommen kaputt und alleine für seine Ernährung zuständig bin! Und anstatt genervt zu gucken, könntest du mich auch mal in den Arm nehmen!«

Ein paar Minuten sitzen wir da und schweigen. Dann steht René auf, nimmt sein Handy und verlässt den Raum.

Mir ist klar, dass ich übers Ziel hinausgeschossen bin. Er macht das alles großartig mit unserem Baby. Ebenso unterstützt er mich, wo er nur kann und wie er es halt kann. Mir ist auch bewusst, dass hier gerade einige Hormone verrücktspielen und es für den Mann schwer sein muss, das zu begreifen und seine Frau dauerheulend zu sehen. Und trotzdem ...

Mein Telefon klingelt. René hat offensichtlich Sara Bescheid gesagt. Sie erzählt mir von ihren anfänglichen Problemen beim Stillen und dass ich mir mit allem Zeit geben müsse. Wahrscheinlich hat meine Schwester recht. René kommt zurück und nimmt mich in den Arm. Ich vergrabe mich an seinem Hals.

Dann rufe ich Hebamme Anna an und klage ihr mein Leid. »Stillen ist ein Prozess«, sagt die weise Anna. »Das kriegen wir schon hin. Aber ich denke, du wirst eine Pumpe brauchen. Dann gibt's halt erst mal die Flasche. René soll sich ein Rezept geben lassen und sie schon mal besorgen.« Kein Plan, der mir gefällt, aber besser, als weiter in der Luft zu hängen. Es ist Donnerstag, fünf Tage nach Geburt. Eben habe ich erfolgreich Pipi gemacht!! Das Stillen hat gerade auch funktioniert. Zwar nur für ein paar Minuten, aber immerhin. Und das Beste: Wir dürfen nach Hause.

Das ganze Hickhack ums Stillen nervt mich jetzt schon. Ich schaffe das nicht alleine, ich brauche einen Plan! Einer muss hier die Verantwortung übernehmen, der nicht Lilli heißt.

Lilli, Casper & René allein zu Haus!

Dann ist es so weit. Wir verlassen die Station. Auf dem Weg zum Parkhaus bitte ich René, ein Bild von uns zu machen. Caspers und Lillis erstes gemeinsames Mal in Freiheit. Im Auto mache ich sicher einhundert Bilder von meinem Kleinen und schicke sie an alle, die mir gerade einfallen. Caspers erste Autofahrt. Zu Hause angekommen, warten Rico und die hochhochhochschwangere Tessi vor der Tür auf uns. Ich bin so aufgeregt, ihnen ihren Neffen zu präsentieren. Jetzt beginnt unser neues Leben. Und: Von jetzt an sind wir auf uns gestellt. Keine Klingel mehr, keiner da, den man fragen kann, keine Sicherheit.

Oh Gott! Ist das nicht höchst fahrlässig vom Krankenhaus, uns einfach mit einem unschuldigen Baby nach Hause gehen zu lassen? Zwei Volltrottel, die keine Ahnung von Tuten und Blasen haben? Es kann so viel schiefgehen. Und wie wird bloß die Nacht? Und wie soll ich dieses Kind ernähren, wenn es die Brust nicht nimmt? Und was, wenn er auch die Flasche nicht will? Und wie funktioniert überhaupt die Pumpe? Und Pre-Milch haben wir auch nicht da!!

Alle warten auf mich. Was ein Moment! Die Hauptdarstellerin steigt aus dem Fahrzeug. Dramatische Musik setzt ein. Das große Finale! Sie kehrt zurück aus der Schlacht. Verletzt, aber glorreich. Tessi kommt mir entgegen und nimmt mich in den Arm. Sofort breche ich in Tränen aus und rotze ihre Jacke voll. Nachdem ich auch Ricos Pullover vollgeschleimt habe, gehe ich zum Auto und öffne feierlich die Tür, hinter der sich Casper versteckt. Die beiden stürzen sich mit vielen »Ohs!« und »Ahs!« und

»Oh mein Gott, ist der klein!« und »Oh wie süß!« auf unseren Sohn und mir zerspringt vor Stolz fast das Herz.

Im Haus steuere ich direkt die Couch an. Mein Beckenboden fühlt sich wund an von dem Ausflug. Ich blicke mich um. Alles ist wie immer. Und doch fühlt es sich an, als wären wir nicht Tage, sondern Monate weggewesen. Casper liegt auf mir und ich schaue ihn an.

Ja, ich grusle mich. Vor dem, was kommt, vor der Möglichkeit, nicht weiterzuwissen. Vor meinem Kind.

Plötzlich habe ich das Gefühl, einen Fremden auf dem Schoß zu haben. Ein Schauer läuft mir über den Rücken. Es ist dieses Gefühl, wenn man an einem dunklen, kalten Abend alleine in einem großen Haus ist und meint, ein Geräusch gehört zu haben. Was, wenn Casper weint und ich nicht weiß, was er hat? Was, wenn er wieder nicht isst und ich nicht weiß, wie ich ihn satt kriegen soll?

Rico und Tessi verabschieden sich. Zeit für uns, hoch ins Bett zu gehen. Aber was brauche ich denn alles für die Nacht? Pumpe? Flaschen? Hätte ich die auskochen müssen? Wo sind denn jetzt verdammt noch mal die Stillhütchen? Ich kann hier doch nicht umherirren und alles zusammensuchen. Mein Beckenboden, verdammt!

Es ist aber auch gar nichts vorbereitet! Was haben wir uns nur dabei gedacht? Wie konnten wir nur so naiv sein?! »René! Wo sind die Stillhütchen? Und was, wenn er die Brust gleich anschreit? Was sollen wir denn jetzt alles mit hochnehmen? Du musst noch die Pumpe aufbauen! Und ich brauche was zum Kühlen für meine Brüste! Du musst aus seinem Zimmer noch einen Schlafsack für ihn holen. Keine Ahnung, welche Größe. In welcher Tasche sind meine Medikamente?« Das kann ja was werden! Völlig entnervt und mindestens so überfordert wie ich, kommt René aus der Küche.

»Ich mache doch schon! Was soll ich noch alles machen?!«

»Ja, aber ich kann nicht rumlaufen. Mir tut alles weh unten-rum!« Mir kommen die Tränen. Er atmet tief ein.

»So! Du gehst jetzt mit Casper hoch ins Bett. Und ich bringe alles, was du brauchst, gleich mit.«

Hoffentlich geht die Nacht schnell vorbei, damit endlich der nächste Tag ist, weil, wie jeder weiß, ist bei Tageslicht alles halb so schlimm und außerdem betreten morgen Hebamme Anna und Sara dieses Haus und hoffentlich kann ich mein Kind heute Nacht ernähren, lieber Gott!

Die ersten Sonnenstrahlen suchen sich ihren Weg durch die Gardinen. Da ist er, der neue Tag. Die Nacht war ziemlich in Ordnung. Caspi kam alle drei Stunden und hat an der Brust getrunken und ansonsten friedlich zwischen René und mir in seinem Babykissen geschlafen. Das tut er immer noch. Nur ich bin wach und beobachte meine beiden Männer. Ein schöner Moment. Ich nehme mein Handy und mache ein Foto von den zweien.

Mein Telefon quillt langsam über mit Fotos vom Captain. Aber derzeit besteht das Leben ja auch ausschließlich aus ersten Malen, und ich will am liebsten jede Sekunde mit ihm festhalten. Zufrieden kuschle ich mich noch einmal ins Kissen, ganz nah an seinem Kopf, und atme seinen Duft ein. So darf es gerne weitergehen. Doch wenn ich eins in den wenigen Tagen als Neu-Mutter schon gelernt habe, dann, dass alles immer nur Moment-aufnahmen sind.

Hebamme Anna kommt hoch ins Schlafzimmer und lernt ihren neuen Schützling kennen. Sie schaut sich meine Naht an, ist damit ziemlich zufrieden, wiegt Casper und anschließend legen wir ihn zusammen an. Dann trinken wir noch einen Kaffee und ich erzähle ihr alles. Was 'ne Reise! Die Schwangerschaft war eigentlich ein Selbstläufer. Bis auf kleine Wehwehchen hätte es wohl nicht besser laufen können. Und auch in Hinblick auf die Vorbereitung für die Geburt habe ich alles richtig gemacht. Durch den Podcast, den Sport, die Entspannungsübungen und Meditationen war ich so positiv gestimmt und neugierig auf das Geburtserlebnis. Genau dieses Mindset ist wünschenswert, um mit so einer Situation, die tausend Überraschungen für dich bereithält, einigermaßen gelassen umzugehen. Auch jetzt kriege ich noch Gänsehaut, wenn ich an den Tag zurückdenke.

»Klar«, erzähle ich, »waren das heftige Schmerzen und alles, aber ich kann echt sagen, ich hatte eine schöne Geburt. Irgendwie, ein Hammererlebnis! Wahnsinn, was wir Frauen da vollbringen!«

Nur die anschließende Nummer mit der Blase hätte ich mir sehr gerne erspart. Nach wie vor zickt sie und ich habe große Angst, deshalb noch mal in die Klinik zu müssen. Aber das schweige ich für den Moment einfach tot und hoffe, dass es im Laufe des Tages wieder besser wird.

Am Abend kommen Rico und Tessi zum Essen. Brav halte ich mich an die Anweisungen von Hebamme Anna und liege in der Waagerechten auf der Couch, Casper neben mir in seinem Kissen. Das Essen ist köstlich und ich freue mich auf Sara, die bald eintreffen müsste. Wir würden Kuchen essen, Filme gucken, mit Caspi schmusen und wie immer viel lachen. Dieses Wochenbett wird jetzt doch noch schön und gemütlich, so wie ich mir das immer vorgestellt habe ...

Es ist Sonntagmittag. Erst die guten Nachrichten. Tessi hat heute Mittag ein gesundes Baby zur Welt gebracht: Elise. Jetzt zu den schlechten. Sara ist gerade wieder gefahren. Ich liege im Bett und weine zur Abwechslung mal. – Meine Schwester kam Freitagabend an, da bin ich natürlich erst mal in Tränen ausgebrochen. Am Samstag habe ich dann im Laufe des Tages immer wieder geweint, weil mir klar wurde, dass sie am nächsten Tag wieder fahren würde, und tja, jetzt ist sie abgereist und lässt mich als Heulsuse zurück.

Und übers Stillen will ich gar nicht reden. Es ist eine Lotterie. Ja, es ist ein Prozess, es kann dauern, aber es stresst mich nun mal so sehr! Versteht das denn keiner? Ich muss dieses Kind ernähren! Das ist existenziell! Das kann nur ich und ich fühle mich überfordert und alleine. Und wieder hat es vorne und hinten nicht geklappt. Ich weine.

René sieht das und kommt zu mir, ich denke mal, um mich zu trösten. Falsch gedacht. »Weißt du, der Kleine merkt das ja auch, wenn du gestresst bist.« Am liebsten würde ich ihm an die Gurgel springen, aber weil ich zu kraftlos bin, heule ich stattdessen nur noch mehr. Auch wenn er es sicher nicht so meint, höre ich nur die klare Schuldzuweisung.

Andere haben auch schon zu mir gesagt, du musst das mit dem Stillen locker angehen, das Kind spiegelt deine Emotion. Anfangs war ich locker! Jetzt bin ich frustriert!

Ich habe keine Lust, mir einreden zu lassen, es sei meine Schuld. Es ist *nicht* meine Schuld!

Morgen kommt meine Mama, ich zähle die Stunden. Ich brauche jemanden aus meiner Familie hier, jemanden mit Kindererfahrung. Eine Person, die mir ganz nahesteht. Saras bloße Anwesenheit alleine hat mir schon mehr Sicherheit gegeben.

So habe ich mir das nicht vorgestellt. Ich dachte, nach der Geburt, nach der letzten Wehe, den letzten Schmerzen, der letzten Anstrengung sei alles geschafft. Pustekuchen.

Bei mir ging es dann erst richtig los. Keiner hat mich darauf vorbereitet. Auf Instagram bin ich vielen Mami-Bloggerinnen gefolgt. Eigentlich nicht mein Ding. Aber ich wollte auch schon mal heimlich spinksen, was alles auf mich zukommen könnte, und mir den einen oder anderen Tipp holen.

Und ja, diese Frauen waren auch mal müde und wussten auch mal nicht weiter. Sie haben auch mal ihre Wäscheberge gezeigt oder erzählt, dass das Kind gerade zahnt und sie deswegen keinen Schlaf bekämen. Dennoch sah das alles bei denen irgendwie… *machbar* aus. Sie fanden trotzdem noch Zeit für eine Dusche und ein leichtes Tages-Make-up. Sie schienen keine

Schmerzen zu haben, konnten aufrecht gehen und fröhlich in die Kamera lächeln. Das Baby: die Erfüllung ihrer Träume. Ihre Welt war von nun an vollkommen.

Wie machen die das?! Ich liebe Casper auch so sehr. Trotzdem macht er mir das Leben mit dem Füttern so schwer, dass ich mich heute bei einem Gedanken erwische: Es war jetzt wirklich eine schöne Zeit mit ihm, eine unglaublich interessante Erfahrung. Es wäre aber okay, wenn man mein Baby wieder abholen und ich in mein altes Leben zurückkehren könnte. Ich sollte mich schämen, dass ich so etwas denke. Tue ich aber nicht. Ist ja alles nur eine Momentaufnahme ...

Es klingelt. Verbotenerweise verlasse ich das Bett und schleiche mich runter. Meine Mutter steht vor der Tür. Sofort falle ich ihr in die Arme und beginne zu schluchzen, ohne richtige Worte, ohne wirklichen Grund: »Mama! Mama!«

Ich komme mir vor wie ein kleines Kind, so fühle ich mich auch.

Sie kommt rein, schnappt sich ihren Enkel und knutscht ihn ab. Ohne erst mal anzukommen, beginnt meine Löwenmutter direkt ihre geballte Kraft zu entfalten. Zuerst schickt sie mich duschen, was eine ziemlich gute Idee ist. Dann mistet sie mein gesamtes Haus aus, backt Kuchen, kümmert sich um Caspi, fährt zu IKEA, baut bis in die Nacht Regale auf, backt noch mehr Kuchen, kocht drei Abendessen, besorgt eine Baby-Hausapotheke, tröstet ihre ständig heulende Tochter, backt wieder Kuchen, räumt, putzt, kocht ...

Ich liege da, schaue ihr zu, weine, versuche mein Baby zu füttern, esse selbst täglich Minimum vier Stück Kuchen. Unglaublich, was der milchproduzierende Körper vertilgen kann und die Kilos purzeln und purzeln. Wenigstens was.

Das »Problem« Stillen spitzt sich mehr und mehr zu. Es klappt immer seltener, immer kürzer und meine Nerven liegen blank. Heute hat Casper acht Stunden lang nichts gegessen. Mehrfach habe ich probiert, ihn anzulegen. Anfangs versucht er immer noch, die Brustwarze zu greifen, dann wird er hektisch, beginnt seinen Kopf hysterisch hin und her zu schmeißen, jammert, weint, schreit. Es endet darin, dass er vor Wut und Verzweiflung hochrot anläuft und wir beide um die Wette weinen. Und wenn er keine Tränen mehr hat – ich habe ja ein unendliches Depot –, scheint es so, als würde er sich in einen Schlaf flüchten, nur um dem Stress aus dem Weg zu gehen.

Resigniert fange ich an zu pumpen. Ich weiß, es ist kein Drama. Hauptsache, das Kind isst, bla, bla. Für mich ist es aber ein Drama. Ich will eine stillende Mutter sein. Aber auch die Flasche verweigert das sture Kerlchen. Sofort heule ich wieder los.

Meine Mutter eilt mir zu Hilfe und will den Teufelskreis durchbrechen: »So, Lilli, du gehst jetzt mal in einen anderen Raum und beruhigst dich. Ich füttere Casper. So, ab jetzt.« Wie ein geprügelter Hund steuere ich die Couch an. Trotz der Tränen kriege ich aus den Augenwinkeln mit, wie Mama immer wieder die Milch in den Mund des schreienden Etwas schiebt. Dann plötzlich verstummt das Geräusch, und mein Baby trinkt das erste Mal aus der Flasche. Es ist ein furchtbares Gefühl.

Mir bleibt nichts anderes übrig, als mein Gesicht im Sofakissen zu vergraben und mich wie die größte Versagerin auf Planet Mutter zu fühlen. Ich kann mein Kind nicht stillen!

Hebamme Anna ist wieder da. Diesmal weine ich nicht, sondern starre nur vor mich hin. Ich bin leer, irgendwie hohl, gefangen in diesem Albtraum. Das ist wohl mein neues Leben. Anna hält mir einen Vortrag, der mich wohl positiv motivieren soll. »Wenn er halt die Muttermilch über die Flasche bekommt, dann ist das auch okay. Hauptsache Muttermilch, Lilli! Viel schlimmer ist es für Frauen, die zu wenig Milch produzieren. Und das heißt auch nicht, dass es nicht doch noch in ein paar Wochen klappt.«

Ich nerve mich schon selbst mit diesem ständigen Geheule, ich will wieder ich sein, die immerzu gut gelaunte, verspielte

Lilli, die allen mit ihrer chronischen Fröhlichkeit auf die Nerven geht, und nicht diese erbärmliche Person, die aussieht, als müsse man alle Fenster verriegeln und die Rasierklingen wegschließen. René reagiert auch immer verständnisloser auf mich und meinen Wasserfall. Ich kann ihn verstehen und trotzdem verschlimmert seine Reaktion alles.

»So, kleiner Mann, jetzt lass mal in deinen Mund gucken.« Anna schiebt ihren kleinen Finger unter Caspers Zunge.

»Lilli, wie es aussieht, hat er ein verkürztes Zungenbändchen. Dann ist es kein Wunder, dass er Schwierigkeiten hat zu trinken. Da gibt es eine Zahnärztin, die ist die absolute Expertin dafür. René soll da mal direkt anrufen.« Ein Funke Hoffnung macht sich in mir breit. Schon am selben Tag haben wir einen Termin. Die Ärztin bestätigt die Diagnose und trennt das Bändchen durch. Endlich sagt mir jemand, warum es nicht geht und dass es nicht meine Schuld ist.

Wir gehen noch mal auf Anfang, lassen ihn am kleinen Finger nuckeln und geben die Milch über eine Spritze. Am Wochenende soll dann die Flasche gefestigt werden und erst nächste Woche kommt wieder die Brust dazu. Das ist der Plan.

Endlich vergehen ein paar Tage, an denen ich mal nicht weine – oder deutlich weniger. Endlich kann ich mich mal wieder drauf konzentrieren, mit meinem Baby Quatsch zu machen und ihn zu knutschen und zu kuscheln, ohne davor Angst zu haben, dass bald eine Mahlzeit ansteht. Nach fast zwei super anstrengenden ersten Wochen nehme ich es mir raus, durchzuatmen und nicht ans Stillen zu denken. Für viele Frauen ist die Milchpumpe eine Zumutung, wenn nicht sogar schon eine Demütigung. Für mich ist die Pumpe gerade der Rettungsring. Ich tauche auf und kriege endlich wieder Luft.

»Du sagst, wenn du so weit bist, Lilli.« – »Ich bin so weit.« Casper ist mittlerweile ein Profi an der Flasche. Die Tatsache, dass auf das Hilfsmittel Verlass ist, gibt mir die nötige Gelassenheit, es noch mal mit der Brust zu probieren. Obwohl ich ein wenig nervös bin, spüre ich Vorfreude, als ich mich in den braunen Samtsessel in unserem Schlafzimmer kuschele. Zunächst drücke ich das Stillhütchen an die Brust, dann folgt Caspers Kopf. Sofort spüre ich den erwünschten Sog, und als hätte er nie etwas anderes gemacht, ist er angedockt. Noch warte ich drauf, dass er wieder ablässt und die Sirene einsetzt. Minuten vergehen, aber der Captain trinkt und trinkt, komplett entspannt und routiniert, ohne jede Hektik. Meine Muskeln lassen los, die Anspannung, die doch größer war als gedacht, fällt ab und ich

Niemals hätte ich gedacht, dass dieses Stillen, – wenn es klappt –, so wundervoll sein würde. Das hier ist unser Moment. Er gehört nur Casper und Lilli.

lehne mich zurück und atme durch. Anna streicht mir liebevoll über die Schulter und geht. Eine Dreiviertelstunde sitze ich da und genieße die Ruhe und beobachte meinen Sohn. Meinen wunderschönen Sohn.

Wir vertrauen uns bedingungslos und verschmelzen. Das ist die Magie, von der alle sprechen. Alles andere spielt keine Rolle, hier und jetzt sind wir das Zentrum von allem, das Sinn macht, von allem, was wir brauchen. Ein Schauer läuft mir über den Rücken. Ich bin dankbar, dass ich diesen Moment erleben darf. – Er würde sich nicht wiederholen …

Die letzten Tage waren einmal mehr nichts anderes als hart und zehrend. Nachdem unser Neustart beim Stillen super geklappt hat, wurde es doch wieder schwierig. Der Captain hat mehrfach am Tag an der Brust getrunken, aber immer kürzer. Dann ist das kleine Monster ausgerastet. Inzwischen reicht es schon, ihm mit der Brust zu »drohen«. Sobald er merkt, dass er angelegt wird, kreischt er mit allem, was seine Stimmbänder hergeben. Meine Frustrationsgrenze ist erreicht. Es ist genug. Ich halte es nicht länger aus, dass mir ein kleines Wesen so viel Stress bereitet.

Worum geht es am Anfang einer Mutter-Kind-Beziehung? Ums Kennenlernen, Bonden und *Füttern*. Der Zeitpunkt war gekommen, die Zügel um meinetwillen, aber auch um unseres Familienlebens willen wieder in die Hand zu nehmen: Dann ist es eben die Flasche. Drei depressive Wochen sind vergangen, und ich habe für mich beschlossen, dass es jetzt bergauf geht. Ich will endlich wieder Leichtigkeit, das habe nicht nur ich verdient, sondern auch mein Baby und ebenso mein Mann. Und so sitze ich jetzt da und pumpe und pumpe.

Glücklich bin ich zwar nach wie vor nicht über die Pumpentscheidung, aber sie erfüllt ihren Zweck. Mama ist weniger gestresst und kann sich wieder auf die schönen Dinge mit Baby konzentrieren.

Der Tod
jeder Beziehung

»Wie läuft es sonst so?«, fragt unsere Hebamme. Mein Mann und ich schweigen und starren vor uns hin. Einer ist blasser als der andere. So ein Kind lässt einen von der einen auf die andere Sekunde altern.

Eben, bevor Anna kam, haben wir uns gestritten. Schon wieder. Ich weiß schon nicht mehr weshalb. Eh egal. Ein weiterer Streit, der sich einreiht in die täglichen Zickereien, die jetzt zwischen uns herrschen. Anschließend kommt immer das »klärende« Gespräch. Auch dessen bin ich müde. Ich bin einfach so unfassbar müde!

Dann sitzen René und ich zusammen und arbeiten auf, warum es diesmal gekracht hat. So anstrengend. Fürs Vertragen braucht man Kraft, und die habe ich nicht.

René kriegt meine Ist-mir-eh-egal-Haltung natürlich mit. »Ich habe Angst, dass wir uns verlieren.« Auf diesen Satz läuft es immer hinaus. Er meint ihn auch so. Ich zucke dann nur mit den Schultern. Dann sei nicht so ein Arsch, denke ich mir, obwohl ich weiß, dass es an uns beiden liegt.

Das eigentliche Problem ist ein anderes. Wir beide haben nicht das Gefühl, dass der andere wirklich sieht und schätzt, was der Partner in dieser Extremsituation leistet. René ist den ganzen Tag auf den Beinen. Macht die Einkäufe, große Teile des Haushalts, versorgt die Hunde, hält meine Launen aus. Der einst egoistische Leistungssportler muss seine Sachen hintenanstellen und mutiert zum Hausmann. Klar ist das nicht leicht für ihn!

Aber ER ist halt jetzt an der Reihe! Ich kann nicht! Ich bin ein emotionales und körperliches Wrack, ich kämpfe mit *meinen* Dämonen. Das überhaupt zu akzeptieren gelingt mir noch nicht mal ansatzweise. Ich bin doch die, die spontan in den Flieger gestiegen ist, kurz entschlossen in den Zug gesprungen, auch um 22 Uhr noch mal aufs Laufband gegangen ist und Gewichte gestemmt hat. Die, die mal eben einen Japanischkurs besucht, anschließend an ihrer Karaokemaschine performt und sich dann noch eben schnell mit einer Freundin auf einen Drink getroffen hat. Und jetzt bin ich ans Haus gefesselt und gefangen in meinem verkackten Körper, der einfach nicht wieder auf Touren kommt! Und dann diese Nächte!

Ich sage: »Okay. Der Kleine macht sich super. Nur die Nächte sind scheiße. Er kommt teils alle zwei Stunden. Zusätzlich muss ich noch in der Nacht abpumpen. Bin halt müde. Aber das wird schon.« Worte und Körpersprache passen so gar nicht zusammen, das merkt auch Anna. Meine Schwester hat mir immer gepredigt, dass man sich an die Nächte gewöhnt. Das war wohl gelogen.

Und nicht zu wissen, wann der Spuk ein Ende hat. Die ständigen Zweifel, ob es jemals besser wird! Also, wie soll es schon laufen?

René öffnet jetzt endlich den Mund. Oder halt – er hätte es doch lieber bleiben lassen sollen. »Das ist schon hart. Wie machen das denn andere? Ich meine, wir haben ja gerade auch Glück, dass ich zu Hause bin und hier alles mache. Bei anderen muss der Mann jeden Morgen ins Büro, da schläft die Frau dann mit dem Kind in einem anderen Zimmer.«

Keine Frage, dass ich darauf anspringe und der Kampf eröffnet ist: »*Du* hier alles machst?? Außerdem gehst du nicht jeden Morgen in dein Büro. Du musst auch nicht immer gleich die Augen verdrehen, René. Das kriege ich schon mit!«

»Und du musst nicht immer alles auf die Goldwaage legen, was ich sage oder tue. Es ist eh nie genug oder okay. Wann sagst du denn mal, dass es gut ist, was ich hier alles mache?!«

»Und wann nimmst du mich mal in der Arm, wenn es mir schlecht geht?!«

»Ja siehst du, wieder ein Vorwurf! Du bist doch diejenige, die ...«

Wir haben vergessen, dass Anna zwischen uns sitzt.

»So, stopp jetzt!«, schaltet sie sich ein. »Das bringt nichts. Schaut euch mal an. Augenringe bis zum Geht-nicht-mehr. Und diese Schuldzuweisungen führen auch zu nichts. Es ist ganz normal, dass ihr gereizt und müde seid. Aber so könnt ihr das nicht mehr lange durchhalten. Ich denke, ihr solltet Schichtdienst einführen und getrennt schlafen.«

Na toll, das ist der Tod jeder Beziehung. Das kann René doch auch nicht wollen. »Das ist eine super Idee. Sage ich schon die ganze Zeit.«

So ein Arsch! Ich sage nichts, starre nur auf den Boden, kämpfe mit den Tränen und hasse ein wenig. Anna schaut mich an.

»Okay, Lilli?«

»Hm. Okay.« Nichts ist okay, aber ich habe keine Gegenargumente.

»Und jetzt zieh dir mal was Richtiges an, Lilli, und geht bisschen spazieren. Aber nicht übertreiben, ja?«

Eigentlich habe ich so gar keine Lust, mit René spazieren zu gehen. Aber immer noch besser, als hier drinnen rumzuhängen. Aus meinem Kleiderschrank greife ich die knallorangene Jogginghose. Doch bevor ich sie anziehe, sehe ich im untersten Regal den Stapel Jeans, der für die Schwangerschaftskleidung weichen musste. Warum nicht mal was wagen?, denke ich mir und nehme die oberste Hose, von der ich weiß, dass sie einen gesunden Stretchanteil hat. Und siehe da, sie passt. Eine Hose weiter Richtung altes Leben.

Der Euphorie geschuldet vergesse ich kurz, dass ich René eigentlich hasse, und gehe runter, wo er schon mit Casper im Kinderwagen wartet. »Guck mal, meine alte Jeans passt wieder!«

»Ja, super! Echt krass, wie schnell das bei dir geht! Darf ich meine Frau auf ein Eis einladen?«

Sollte ich den Streit und die Sache mit dem Schichtdienst und getrennt Schlafen wirklich jetzt schon beiseitelegen und die ausgestreckte Hand ergreifen? Irgendwie süß von ihm. Ich beschließe, dass ich auch nach dem Eis noch weiter sauer sein kann, und so gehen wir los nach draußen – ins echte Leben. René manövriert gekonnt den Kinderwagen die Treppen vor dem Haus runter und ich wackele leicht unsicher hinterher.

»Darf ich ihn schieben?« Er überlässt mir den Wagen und so gehe ich die ersten Schritte mit meinem Sohn über die Straße. Ein historischer Moment, wie ich finde. Jeder einzelne Passant, der an uns vorbeigeht, erkennt natürlich, welch Ereignis hier vor sich geht. Bin ich mir sicher. Wow! Wir bestellen zwei Spaghetti-Eis und setzen uns auf die Bank vor dem Laden. Caspi schläft und ich genieße die Sonne in meinem Gesicht und dieses unglaublich leckere Eis. Vielleicht habe ich noch nie ein besseres Eis gegessen.

So schlimm ist mein Mann vielleicht doch nicht. Und vielleicht ist der Schichtdienst ja auch gar nicht die schlechteste Idee…

Seit drei Tagen schläft René im Wohnzimmer. Casper beginnt die Nacht neben ihm im Stubenwagen, in dem er abends, wenn wir noch essen, einschläft. Irgendwann zwischen ein Uhr und drei Uhr übernehme ich ihn dann. Morgens macht René weiter und ich schlafe noch mal ein bis zwei Stunden. So kommt René auf sechs Stunden Schlaf am Stück und ich hole mir ähnlich viel, aber verteilt. Das tut gut und die Stimmung zwischen uns wird besser. Als positiver Nebeneffekt schläft Caspi jetzt auch besser im Beistellbett, weil er das Alleineschlafen durch den Stubenwagen schon kennt. Anna hatte recht, und die neuen Maßnahmen sind eine deutliche Verbesserung für alle von uns. Und überhaupt, langsam nehmen wir Kurs auf ein »normales« Leben.

Am Nachmittag erwarten wir Besuch. Ein befreundetes Pärchen. Es ist schön, mal wieder mit Menschen zu sprechen, mit denen ich nicht zusammenlebe. Leichter Smalltalk für ein leichtes Gemüt. Trotzdem bin ich irgendwie nervös. Ich will, dass alles funktioniert. Dass Casper funktioniert. Manchmal weiß ich immer noch nicht, was er will, wenn er heult. Wenn dann noch »Zuschauer« anwesend sind, fühle ich meine Qualitäten als Mutter gleich auf dem Prüfstand. Beim Stillen bin ich ja auch schon gescheitert. Obwohl ich weiß, dass es nicht meine Schuld ist, fühlt es sich so an. Ich kann mir keine weiteren Fehlschläge als Jung-Mama erlauben, sonst kann ich mir im Spiegel nicht mehr ins Gesicht sehen.

Während wir so dasitzen und über das Leben quatschen, klingelt mein innerer Wecker. Ich muss abpumpen. Meine riesigen Brüste sind noch größer geworden und zwiebeln. Das Gefühl kleiner Stromschläge nimmt zu und fordert mich auf, den Kaffee aus der Hand zu legen und hoch zur Pumpe zu gehen. Nur habe ich so gar keine Lust darauf und finde es auch unhöflich, den Besuch mit René alleine zu lassen. Ungeachtet meines schlechten Gewissens bleibe ich sitzen und esse noch ein Stück Kuchen.

Am nächsten Morgen wache ich schweißgebadet auf. Alles, einfach alles ist nass. War es wirklich so warm heute Nacht? Jetzt ist mir kalt und ich zittere am ganzen Körper. Als ich mir etwas Frisches anziehe, stoße ich mit dem Arm an meine Brust. Aua! Was zum Henker …? Sie ist an der Innenseite ganz rot und warm.

Ich sitze im Bad und Anna tastet meine Brust ab. »Eindeutig ein Milchstau. Hattest du Stress?« Ich überlege. »Eigentlich nicht. Gestern war Besuch da. Das war total nett. Das Einzige, also, ich war noch überfordert damit, alles unter einen Hut zu kriegen. Ich hätte abpumpen müssen. Und Caspi war bisschen unruhig und gleichzeitig wollte ich für den Besuch da sein. Aber es war trotzdem total nett.«

»Lilli, du bist jetzt eine Mama. Casper und du, ihr müsst die Priorität sein.« Stimmt. Und verübelt hätte mir das sicher auch keiner, wenn ich gestern mein Ding gemacht hätte. Die Zeiten sind wohl erst mal vorbei, in denen ich auf drei Hochzeiten gleichzeitig tanze.

Mir wird bewusst, dass ich vielleicht noch nie im Leben ernsthafte Prioritäten hatte. Oder zumindest wären diese sogenannten Prioritäten von damals austauschbar gewesen und sicher nicht in Stein gemeißelt.

Die Dinge, die mich jetzt auf Trab halten, können nicht warten. Brüste laufen über? Baby hat Hunger? Baby stört die volle Windel? Baby ist müde und braucht Hilfe beim Einschlafen? Da kann ich schlecht hingehen und sagen: »Gleich! Mama will erst noch das Telefonat zu Ende führen. – Spatz, es geht heute später ins Bett, Mami muss noch das Staffelfinale ihrer Lieblingsserie gucken.« Casper, dieses hilflose, kleine Wesen, das zu 100 Prozent auf mich angewiesen ist, muss die Nummer eins sein. Meine Nummer eins. Keine Kompromisse.

Ich mochte mein altes Ich, mein Leben, meine Spontanität und meinen manchmal mehr oder weniger gesunden Egoismus. 34 Jahre lang war dafür Zeit. Meine Zeit. Es ist schon okay, dass jetzt Zeit für etwas anderes ist. Nur geht die Umstellung nicht von heute auf morgen. Mit der letzten Wehe, die Casper auf die Welt gebracht hat, ist nicht auch die perfekte Mutter geboren worden. Ich brauche Zeit, um mich in die neue Rolle einzufinden. Das mit der Liebe läuft ja schon

Zu sagen, es sei total einfach, das alte Ich loszulassen, oder es sei am Tag der Geburt ganz automatisch passiert, wäre gelogen.

mal. Alles andere kommt mit jedem Tag ein Stückchen mehr. Umso wichtiger ist es für mich, die Baustellen an meinem Körper endlich abzuarbeiten, damit mein Kopf komplett frei ist für mein Kind, für mein neues Leben.

Die Konsequenz des gestrigen Tages besteht darin, dass René sich jetzt um den Captain kümmern darf, und ich werde ins Bett geschickt. Ibuprofen, Schlafen, Brust kühlen und hoffen, dass ich nicht noch Fieber kriege. Kein Fieber zwar, aber um eine Erkenntnis reicher geworden.

Ein Vorteil von einem Dammriss dritten Grades – immer schön positiv bleiben, Lilli! – ist die Physiotherapie, die man verschrieben bekommt. Es ist ein komisches Gefühl, als ich an diesem Vormittag nach so langer Zeit mal wieder hinterm Steuer meines Autos sitze. Die Praxis, in der ich den Termin habe, hat sich auf Frauen nach der Geburt spezialisiert. Und ob sie das hat. Mein Beckenboden wird in jede Richtung getestet.

Seit der Geburt vergeht gefühlt kaum ein Tag, an dem ich mal nicht die Beine spreize und einen Finger in meinen unteren Körperöffnungen drin habe. Rektale Untersuchungen sind wohl mein neues Yoga. Nur kann ich davon nicht so schön auf Instagram berichten. Dabei ist der Finger meiner Physiotherapeutin Marei mal in dem einen Loch, mal in dem anderen. »Jetzt schauen wir mal, ob der Schließmuskel auch wieder gut arbeitet. Vorsicht, geht los. Ich führe meinen Finger jetzt ein. Bitte mal zwinkern. Sehr gut. So, jetzt drehe ich ihn mal um 180 Grad ...«

Gut, dass sie so sympathisch ist und ich mich langsam an dieses Kapitel in meinem Leben gewöhne. Nach allem, was ich bisher im Zuge der Geburt erlebt habe, hat sich auch meine Einstellung zu meinem Körper geändert. Früher sollte er einfach nur schön, heiß und sexy sein. Ein Sixpack war ein Muss und jede Delle wurde mit noch schwereren Gewichten bekämpft. Da will ich auch wieder hin, keine Frage. An diesem Punkt in meinem Leben will ich aber, dass mein Körper endlich heilt und mir keine weiteren Probleme bereitet.

Dass auch ich so kaputtbar bin, ist für mich nicht nur eine neue Erkenntnis. Sie ist auch eine Riesenbelastung, die mein Selbstbewusstsein ganz schön ankratzt.

Daher bin ich froh, in dieser Praxis gelandet zu sein. Sie begleiten mich und meinen Körper zurück ins Leben. Und nebenbei missbrauche ich meine Physiotherapeutin auch in psychologischer Hinsicht.

Definitiv habe ich zu den Menschen gehört, die sich ein Stück weit über das Äußere definieren. Ist halt auch Teil meines Jobs. Dazu dann noch eine Portion Social Media, sich schön immer wieder mit anderen vergleichen. Jetzt aber vermisse ich nicht mein früheres Spiegelbild.

Ich vermisse dieses Gefühl eines fitten, vitalen Körpers, der vor Energie und Kraft nur so strotzt. Ich mag auf einem guten Weg sein, aber von meiner alten Form bin ich noch unendlich weit entfernt. Und wenn ich den Experten Glauben schenke, dann wird es noch viele Monate dauern, bis ich wieder die Alte sein werde.

Die Blase ist, sagen wir mal, okay. Zuletzt ist mir aufgefallen, dass irgendwas da unten wieder zwickt und nässt. Meine Frauenärztin wusste nicht so richtig weiter, also zeige ich es meiner Physiotherapeutin. »Ja, ich weiß, was du meinst. Ein winzig kleines Hautläppchen, nicht größer als ein Reiskorn, zwischen Damm und Anus. Ich denke, das könnte etwas für den Proktologen sein.« Also steht der nächste Arztbesuch an. Beim Popo-Doc. Herrlich.

Hört das denn nie auf? Nach der Untersuchung machen wir noch Übungen für den Beckenboden und die Rektusdiastase, den Spalt zwischen den geraden Bauchmuskeln. Das Workout von heute besteht zwar ausschließlich aus Atmen und ist todlangweilig, aber überhaupt mal wieder ein Sport-Outfit anzuhaben und auf einer Matte zu liegen, erinnert mich ein klein wenig an mein altes Leben. Es ist ein gutes Gefühl, meinen Körper mal wieder in Bewegung zu spüren, und lässt ihn direkt weniger fremd erscheinen. Zum ersten Mal seit Langem fühle ich mich ein Stückchen lebendiger.

Die Sache mit dem Popo-Doc organisiere ich ganz familiär. Anlässlich eines gemeinsamen Abendessens mit meiner Mama und einem guten Freund der Familie, seines Zeichens Klinikchef und Frauenarzt, nutze ich den Augenblick. Als der Nachtisch serviert wird, nehme ich ihn mir kurz beiseite: »Irgendwas ist da unten. So ein Hautzipfelchen. Es tut auch weh und hat auch schon mal geblutet. Meine Physiotherapeutin will mich zum Proktologen schicken. Aber vielleicht kannst du dir das bitte auch noch mal angucken?«

Und wieder begebe ich mich auf den gefühlten Weg zur Schlachtbank und klettere auf den Untersuchungsstuhl. So langsam habe ich auf solche Unternehmungen keine Lust mehr. Komisch. Diesmal gucken zwei Ärzte gleichzeitig: Frauenarzt-Familienfreund und sein Kollege, ein netter rheinländischer Proktologe. Der Zuschlag geht an den Popo-Arzt. »Das ist was für mich. Ein kleiner Analpolyp. Ist sehr wahrscheinlich durchs Pressen bei der Geburt entstanden. Ich würde das jetzt mit einer kleinen Spritze betäuben, einmal schnippeln und dann ist er auch schon weg, einverstanden?« Und wie.

Frauenarzt-Familienfreund hält mir netterweise die Hand und der Kollege macht sich an die Arbeit. Es tut ziemlich weh, ist aber nach einer Sekunde schon geschafft. Ich bin erleichtert, dass ich einen Polyp weniger in meinem Leben habe, und nutze die Gelegenheit, den netten Popo-Arzt etwas zu fragen: »Ich habe gelesen, dass sich durchs Pressen auch der Anus verändert. Dass die Falten da so ein bisschen dicker und schwülstiger werden können. Kann man aber auch wegmachen lassen, oder?«

Der Arzt greift sich an seine Brille und überlegt kurz, bevor er meine Frage beantwortet: »Jetzt bitte nicht falsch verstehen. Aber das ist ein wunderschöner Anus. Genauso muss ein Anus aussehen.« Wir drei und auch die Arzthelferin lachen laut los.

»Das hört man gerne!«

Wie ich die Rheinländer liebe! Wundervoll. Ich bin so was von auf dem Weg, wieder ganz ich selbst zu sein.

Nach dem Eingriff hat der Frauenarzt meines Vertrauens noch Zeit für ein Vier-Augen-Gespräch. »Das sieht alles wunderbar aus. Auch die Dammrissnaht. Man sieht gar nicht, dass du vor etwas mehr als zwei Monaten ein Kind bekommen hast.«

»Wie sieht es mit Verhütung aus? Und könnten wir überhaupt mal wieder…?« Die Frage wollte ich unbedingt stellen. Schon seit einiger Zeit habe ich gemerkt, dass die Lust zurückkommt. Aber lange hatte ich keine Muße, mit mir – da unten – wieder Kontakt aufzunehmen, geschweige denn nachzuschauen, wie es da mittlerweile aussieht. Nach Geburt, Dammriss, Zäpfchen, Blasenkatheter und unendlich vielen Beckenbodenuntersuchungen war meine intimste Zone für mich nicht mehr als ein Kriegsschauplatz.

Erst Wochen nach Geburt habe ich mich getraut, unter der Dusche mal vorsichtig zu tasten. Und zu meiner Überraschung fühlte es sich recht normal an. Die Narbe spannte zwar noch ein bisschen, aber da dann auch die sechs Wochen rum waren, spielte ich mit dem Gedanken, langsam wieder unser Sexleben auferstehen zu lassen. Dann kam allerdings der Polyp und die Sache war erst mal gegessen. Bis jetzt. Das bestätigt mir auch mein Frauenarzt-Freund.

»Es gibt drei Möglichkeiten. Kondom, Spirale oder Still-Pille. Und ja, es ist perfekt ausgeheilt. Ihr dürft.«

Nachdem die ersten Wochen von definitiv mehr Tiefen als Höhen bestimmt waren und man sich mehr als nur einmal gefragt hat, welcher Gehirnfurz einen dazu bewegt hat, sein altes, entspanntes Leben einzutauschen für ein Leben mit Ängsten, zu wenig Schlaf, chronischer Unsicherheit und andauernder Frustration, scheinen wir jetzt – endlich – die Kurve zu kriegen.

Wir haben uns heute mit meiner Schwägerin und der kleinen Elise auf ein Eis getroffen. Meinem Beckenboden zum Trotz bin ich dem Drang nachgegangen, mal wieder das Haus zu verlassen und das tolle Wetter zu genießen. Da sind wir also. Zwei junge Mütter, die stolz ihren teuersten Besitz vor sich herschieben und mit ihren Kinderwagen durch die Straßen »strollen«. – Widerlich. – Jedenfalls wären das meine Gedanken vor der Geburt gewesen. Früher hatte ich immer Mitleid mit den Frauen, die ihr Leben aufgeben, um sich einer Mutterherde anzuschließen und ihre Tage damit verbringen, über spuckende Babys, Stuhlgang und blutige Nippel zu sprechen. Die Armen. Jetzt bin ich eine von ihnen.

»Heute Morgen, als er aufgewacht ist, aber ganz friedlich, ohne zu schreien – so süß, da hab ich ihn vor mich auf meine Knie gelegt und wieder *Bibi und Tina* mit ihm gesungen. Das ist sein Lieblingslied und auch das einzige, das ich kenne. Egal. Weißt du, was er gemacht hat?«

»Was?«

»Er hat gelacht!! Also nicht laut. Und auch nur kurz. Aber ich bin mir sicher, dass es diesmal nicht nur so ein Reflex war, sondern eine richtige Reaktion! Oh Gott, das war so süß. Er hat so ein hübsches Lachen! Und weißt du, was Casper dann gemacht hat?«

»Was denn?«

»Er hat erzählt. Oder vielleicht wollte er auch mitsingen? Auf jeden Fall fängt er jetzt an zu quatschen. Es war so was wie ein »ah«. Oder eher ein »üh«. Kann aber auch ein »eh« gewesen sein. Aber er hat ganz sicher mit mir kommuniziert. So süß! Er fängt bestimmt superfrüh an zu sprechen. Viel früher als andere Kinder.«

René kommt rein. »Und wie war dein Tag?« Ich habe nur drauf gewartet, dass er mich das fragt, so euphorisch bin ich heute. »Super! Es fängt echt an, alles Spaß zu machen. Wir waren mit Tessi bisschen bummeln. Erst haben wir ein Eis gegessen, und dann waren wir in paar Geschäften. Ich habe so eine schöne Jeansjacke gekauft. Und einen Pullover. Na ja, und noch eine andere Jacke. Aber im Sale! Der Captain hat mich so gut beraten und war so lieb! So lieb warst du! Also, Elise hat ja immer wieder gequengelt, aber du nicht, nicht wahr, Captain? Du bist das liebste Baby!« Während er trinkt, fixieren mich seine schönen großen Augen mit den unglaublich langen Wimpern mal wieder so intensiv, dass ich dahinschmelzen könnte. – »Ich habe echt das Gefühl, dass wir jetzt immer mehr ein Team werden, uns immer besser kennen und vertrauen. Denk dran, morgen Vormittag haben wir den Orthopädentermin, René.«

Bei der U3 letzte Woche war zwar eigentlich alles in Ordnung, nur die Hüfte gefiel dem Kinderarzt nach wie vor nicht zu hundert Prozent. Morgen würden wir wissen, was los ist. Ich bin mir aber sicher, dass alles in bester Ordnung sein wird. Von jetzt an ist alles nur noch schön.

Caspi schaut sich alles ganz neugierig an, als ich ihn auf die Untersuchungsliege lege. Draußen ist herrlichstes Wetter, der Sommer ist da und hat Temperaturen über 30 Grad mitgebracht. Nach der Untersuchung ziehe ich Captain Casper wieder seinen leichten Body, eine dünne lange Hose und ein luftiges Strickjäckchen an. Nach wie vor bin ich mir manchmal noch unsicher, ob die ausgewählte Kleidung zu warm oder zu kalt ist. Die Ärztin scheint ihre Meinung dazu zu haben. Und während sie meinen Sohn noch mal abtastet, hält sie damit nicht hinterm Berg: »Oh, armes Kindchen. Ist dir warm?« Dann teilt sie uns den Befund mit. »Er muss ein paar Wochen eine Spreizhose tragen. Wir legen die jetzt direkt an. Ganz schön warm ist es, nicht wahr, Casper?«

Die Arzthelferin bringt besagte Spreizhose, die aussieht wie ein kleiner Fallschirm, und schnallt sie Casper um. Der findet das gar nicht lustig, fängt direkt an zu brüllen. Mir schießen ebenfalls Tränen in die Augen, aber ich will mir nicht die Blöße geben, hier vor allen zu flennen, und reiße mich zusammen. Bevor wir gehen, checkt die Ärztin noch einmal den Sitz der Schiene. »Sehr gut, passt. 23 Stunden am Tag tragen, abnehmen nur unter Todesstrafe! Morgen wird er sich dran gewöhnt haben.

Armer Kerl, dir ist viel zu warm, oder?« »Ja, ist ja gut. Ich zieh ihm ja schon die Jacke aus«, gebe ich klein bei. Danke auch für den »subtilen« Wink.

Zu Hause wechselt Caspers Stimmung zwischen hysterisch schreien und lethargisch vor sich hinstarren. Meinen Sohn, der normal ein Sonnenschein ist, so zu sehen, ertrage ich kaum und heule kräftig mit. Sollte nicht jetzt alles besser werden? Das ist doch nicht fair! Viele Babys müssen diese blöde Spreizhose tragen, um mit Mitte 20 keine heftige Hüft-OP über sich ergehen zu lassen. Es ist echt keine große Sache, aber es kommt mir vor wie der absolute Weltuntergang. Alles scheint hoffnungslos. René findet, ich übertreibe, er versteht es mal wieder nicht! Es ist wohl unumgänglich, was gerade mit mir passiert: Achtung, bitte schnallen Sie sich an, stellen die Lehnen senkrecht und klappen Ihre Tische hoch, der Helikopter setzt zur Landung an ...

Let's talk about sex, Baby

René packt das Auto und ich die letzten Sachen für Casper. Es geht auf seine erste große Reise. Die knapp fünfstündige Fahrt nach Köln verläuft reibungslos. Baby tut das, was Baby tun soll. Schlafen. Wir bleiben die nächsten drei Wochen bei meiner Mutter im Bergischen, treffen Freunde und ich ziehe mich, wann immer es geht, zum Schreiben zurück und mache sogar zwei E-Castings. Sie führen zwar nicht zum Erfolg, aber es ist schön, ein winziges Lüftchen meines Jobs schnuppern zu dürfen.

Einmal die Woche podcaste ich jetzt auch wieder mit Chris. Gott, habe ich es vermisst, mit meinem besten Freund über alte Sex-Geschichten, Gossip und viele andere wunderschöne oberflächliche Themen zu quatschen. In der neuen Podcast-Folge erzähle ich stolz, wie ich Castings und Muttersein handle und was sonst noch so in meinem Leben passiert ist.

»Chris, weißt du, was ein Bekannter über mich gesagt hat? Das hat mir eine Freundin gesteckt ...«

»Dass er gerne mit dir schlafen würde?«

Das ist mein Chris, wie ich ihn liebe. Wir beide lachen durch die Telefone.

»Im Gegenteil. Er hat gesagt, dass ich, seit ich Mutter bin, meinen Glow verloren habe. Ist das nicht gemein?«

»Oh, das ist aber echt gemein. Das stimmt doch auch gar nicht!« Eins seiner großen Talente ist, genau das zu sagen, was ich in solchen Momenten hören muss.

Und trotzdem ist mir danach, mich zu rechtfertigen: »Na gut, ich zeige mich auf Instagram die ganze Zeit ungeschminkt mit meinen Augenringen und erzähle von meinem Dammriss und so. Ich zeige halt, wie es wirklich ist. Wenn ich mich mal wieder hübsch machen würde, mit Bronzepuder, dann wäre da auch wieder Glow, verdammt! Voll gemein.«

Chris fällt dazu eine Anekdote ein. Er erzählt, wie eines Tages eine Casterin in seiner Agentur anrief, um sich nach einer Schauspielerin, die er managt, zu erkundigen und sie gegebenenfalls zu buchen. »Sind die Fotos von ihr denn noch aktuell?«

»Ja, natürlich sind die das.«

»Also, sie sieht wirklich noch so aus wie auf den Fotos? Die Rolle ist nämlich ein richtig heißes Eisen.«

»Sie ist nach wie vor ein richtig heißes Eisen.«

»Und sie hat auch nicht vor Kurzem ein Kind bekommen?«

»Nein hat sie nicht. Und selbst wenn, was hat das denn damit zu tun?«

Mütter, haltet euch fest, die Casterin holte zum Punch in die Leber aus: »Na ja, Frauen, die ein Kind bekommen haben, haben ihren Wow-Faktor verloren.«

Ich kann nicht fassen, was ich da höre, und auch Chris scheint immer noch schockiert von besagter Casterin.

»Und was hast du dann geantwortet, Chris?«

»Ich habe ihr ganz klar gesagt, dass ich das anders sehe. Dass ich viele Freundinnen habe, die Kinder bekommen haben, und die haben so was von den Wow-Faktor!«

Macht es doch gleich amtlich. Es gibt Mann, Frau, divers und die Muddi! Warum werden wir Frauen, die Kinder bekommen haben, wie Unfallautos behandelt?

Oh, wenn Chris das in dem Ton zu der Frau gesagt hat, dann wird sie vermutlich nie wieder eine/n seiner Schauspieler und Schauspielerinnen aus seiner Agentur buchen. Aber ich klatsche ehrlich gemeinten Beifall. »Bäms! Sehr gut, Chris. Der doofen Kuh hast du's gegeben!«

Später liege ich wach, das Thema geht mir nicht aus dem Kopf. Ich erinnere mich an die Worte von einem guten Single-Freund: »Nee, Muddis kommen für mich nicht infrage. Auch nicht für ne Affäre.« *Muddis*. Da ist es wieder. Ich bin jetzt offiziell keine Frau mehr, sondern eine Muddi.

Vielleicht sollte ich – am besten täglich – auf Instagram zeigen, dass ich meine Figur fast schon wieder zurückhabe, mich extra aufstylen und noch paar Filter drauflegen, um klarzumachen, dass ich noch voll »wow« bin! Das darf doch alles nicht wahr sein! Gerade Frauen, die Kinder bekommen haben, sollten die dreifache Wow-Medaille kriegen. Wir sind die, die dieses Land am Laufen halten. Die, die für die Rente der Älteren sorgen, sofern unser Nachwuchs mal arbeiten geht! Unverschämt, diese Casterin. Sollte nicht gerade sie als Frau solidarisch sein?

Wie es gerade in ihr Weltbild passt, biegen es sich alle zurecht. In einem Moment hat eine Frau, die eine Geburt durchgemacht hat, ein Wunder vollbracht, und im nächsten hat sie das ihren Glanz gekostet.

So in Rage werde ich nicht schlafen können. Ich muss mich irgendwie abregen, nehme mein Handy und scrolle auf Instagram rum. Ausgerechnet jetzt begegnet mir ein Post mit einem schlauen Satz auf einer Mama-Plattform, der ich folge. Dieser Post macht meine Stimmung nicht gerade besser: »Denkt immer daran: Unser Kind interessiert es nicht, wie wir im Badeanzug aussehen. Sie wollen nur, dass wir mit ihnen im Wasser spielen und Spaß haben.«

Das ist zu viel des Guten! Ja, ich liebe mein Kind über alles, und ja, ich will, dass wir Spaß zusammen haben, im Wasser und auf dem Spielplatz und überall und überhaupt. Aber *mich* interessiert es sehr wohl, wie ich im Badeanzug aussehe! Ich lebe nämlich noch eine ganze Weile mit mir zusammen! Und ja, ich will auch für Männer noch attraktiv sein, ist das so schlimm?! Und ich bin total mega wow, ich habe mal eben ein Kind gebrütet und rausgedrückt und glänze trotzdem noch wie bescheuert und es waren zwar paar Reparaturen an meinem Körper notwendig, aber das liegt in der Vergangenheit. Ich bin ein verdammter Neuwagen! Oder zumindest ein Jahreswagen! Ich lege das Handy weg und lausche Caspers und Renés Atemzügen. Kein Wow-Faktor mehr... so gemein...

Wie lange ist es jetzt her? Vier Monate? Fünf? Oder etwa schon... Ach egal. Was zählt, ist, dass wir wieder dürfen und somit anfangen können, Mann und Frau zu sein... Und nachdem ich René exakt das mitgeteilt hatte, nahmen wir uns vor, zusammen auszugehen.

Mama würde auf Caspi aufpassen und wir wollten zu dem Japaner nach Düsseldorf, den meine Schwester so angepriesen hatte. Lecker Essen, ein Glas Wein – also wirklich nur eins, das hat auch Hebamme Anna erlaubt –, in Erinnerungen schwelgen und Händchen halten und später zu Hause dann, also, wenn wir Lust hätten, könnten wir, würden wir... na ja, das geht hier wirklich niemanden etwas an!

Aber zuerst mussten Vorkehrungen getroffen werden. Ich hatte nicht vor, wieder Hormone zu schlucken, daher war die Stillpille sofort vom Tisch. Und auch das Thema Spirale war für mich noch nicht entschieden. Blieben also nur noch Kondome. Und den Job sollte René übernehmen – fand ich.

»Schatz, denkst du dran, dass du noch in den Drogeriemarkt fährst und Windeln und Einmalwaschlappen für Caspi holst? Ach und, also, Kondome für uns.«

»Was? Nö. Echt nicht. Warum muss ich die holen? Hol du die doch.«

»Auf gar keinen Fall! Du holst die. Du fährst doch eh.«

»Ich will die aber nicht holen. Mach wirklich du das!« Während wir diskutierten, wer die Dinger kaufen sollte, kicherten wir peinlich berührt wie zwei Teenager. »Komm, Kleine, hol du die. Mich kennt man.«

»Mich kennt man auch, René.« – Na ja. »Außerdem habe ich mich die letzten hundert Jahre um Verhütung gekümmert. Jetzt bist du dran!«

Grinsend verdrehte er die Augen und gab klein bei. Zwar ein wenig verklemmt, aber auf eine lustige Art, näherten wir uns wieder dem Thema Sex.

Besser könnte es doch nicht losgehen, dachte ich und freute mich auf das Wochenende. Ach, das würde ein schöner Abend werden, und ein schönes »erstes Mal«…

René und Casper sind mit einem Freund auf einer Hunderunde im Bergischen Wald. Ich dagegen sitze, dreimal dürft ihr raten, auf dem Untersuchungsstuhl bei meinem Frauenarzt-Freund und starre die Decke an. Was eine Kacke! Es ist so unfair! Was eine Kacke! Kann nicht einfach mal etwas reibungslos verlaufen?

Unsere Date-Night begann super. Na ja, bis auf die Tatsache, dass mir meine ganzen wundervollen hohen Schuhe nicht mehr passten. Meine Befürchtung hatte sich bewahrheitet, meine Füße sind eine Nummer größer geworden. Aber davon wollte ich mir nicht den Abend verderben lassen.

Auf dem Weg nach Düsseldorf haben wir unsere Lieblings-Urlaubsmusik gehört. Unterwegs erzählte René, wie er vollkommen beschämt ein paar Stunden vorher an der Kasse gestanden ist und Kondome gekauft hat. Ich konnte mir bildlich vorstellen, wie er, wie ein pubertierender Junge, rot angelaufen ist, und zog ihn noch eine Weile damit auf.

Wir lachten viel und flirteten wie am ersten Tag. Hand in Hand schlenderten wir dann, nachdem wir geparkt hatten, zum Restaurant. Ich sah supersüß aus in meinem neuen blauen Kleid mit hübschen Stickereien an den Puffärmeln. Süß, aber auch ein bisschen sexy. Genau das, was ich brauchte, damit René an dem Abend mal keine Mami, sondern seine Frau sah. Den Weißwein ließ ich weg, bestellte dafür aber ein herrlich kaltes japanisches

Bier. Wie mir das gefehlt hat! Leider ging es viel zu gut runter und war schneller leer, als mir lieb war.

An diesem Abend sollte es darum gehen, endlich wieder als Paar zusammenzufinden. Das Essen war nicht mehr als okay, die Mochis zum Nachtisch allerdings waren mindestens so verunglückt wie das, was nach dem Essen kommen sollte. Vielleicht hätte ich sie als Vorboten der Katastrophe erkennen sollen.

Neun Wochen war die Geburt jetzt her, und obwohl mehr als genug Zeit vergangen war, die Ärzte alles für hübsch befunden und uns ihren Segen gegeben hatten, ging es nicht. Mal wieder Sackgasse, verbunden mit enormen Schmerzen.

Nach dem »Versuch« weinte ich mich still und leise in den Schlaf. Ich wollte nicht, dass René mein Geheule bemerkt und damit den EIGENTLICH schönen Abend komplett runterziehen. Es war so frustrierend. Sofort am nächsten Morgen schrieb ich mindestens vier Freundinnen, die schon Kinder hatten. Ich musste wissen, dass ich mit dem Problem nicht alleine war. Ihre Antworten führten nicht zur gewünschten Erleichterung. In meinem gesamten Freundinnenkreis hatten sie alle nur wenige Wochen nach Entbindung schon wieder Sex. Zwar anfangs mit Schmerzen, aber immerhin Sex. Nur ich wurde hier wieder – wortwörtlich – komplett aufs Trockene gelegt. Bei keiner war es so schwierig wie bei mir. Jede hat ihre eigene Geschichte, ich weiß.

Meine Geschichte ist eine Aneinanderreihung von Problemen, eine herrlich bunte Variation von Dingen, auf die man beim Kinderkriegen liebend gerne verzichten möchte.

Ein weiterer Punkt also, den ich auf die Liste der Komplikationen nach der Geburt schreiben kann. Ich bin müde von all diesen Komplikationen und frage mich, ob das die Quittung ist für eine Schwangerschaft, die nahezu *zu* gut und *zu* problemlos verlaufen ist. Oder vielleicht war ich auch einfach vollkommen naiv gewesen und hatte gedacht, dass man ein Kind mal eben so nebenbei bekommt und dass das Gröbste nach Geburt erledigt ist.

Frauenarzt-Freund kommt zur Schlussfolgerung: »Es ist aus medizinischer Sicht alles super. Und wie ich bereits gesagt habe, es sieht top aus! Wirklich top.«

»Aber da muss doch was sein! Es ist so, als würde nichts reinpassen. Dicht, zu, kein Platz. Keine Ahnung, ob da *jemals* wieder etwas reinpassen wird.«

»Lilli, ein Dammriss dritten Grades ist schon wirklich heftig. Das Gewebe braucht Zeit. Können wir uns auf eine Sache einigen? Du akzeptierst das jetzt noch mal für die nächsten acht bis zwölf Wochen und pflegst dich da unten mit Granatapfelöl und versuchst sonst nicht weiter dran zu denken? Noch mal, die Dinge brauchen Zeit!

Ich nicke und verspreche, die Situation zu akzeptieren, bin mir aber nicht sicher, ob ich es auch wirklich so meine.

Nach dem Termin muss ich raus. Abschalten, Luft kriegen. Mir ist das alles zu viel, dann auch noch dieser Traum letzte Nacht. Mama und ich schnappen uns die Hunde und spazieren durch den nahe gelegenen Wald. Casper fallen in der Trage direkt die Augen zu. Während wir gehen, schnuppere ich immer wieder an seinem Kopf und nutze die Gelegenheit, ihn alle paar Minuten zu küssen.

Schon nach ein paar Metern verlassen wir den Weg und klettern über Wurzeln und Farn einen kleinen Abhang hoch, der uns zu einer Lichtung führt. Wie in einem tschechischen Märchenfilm fallen Sonnenstrahlen durch die Baumkronen und wir setzen uns auf einen umgefallenen Stamm. Eine große alte Eiche, die das Zeitliche gesegnet hat. Erst jetzt fällt mir das mannshohe Holzkreuz auf, dass am anderen Ende der Lichtung steht. Wir befinden uns mitten im »Trostwald«, Mamas Bestattungswald, den sie gemeinsam mit ihrem Mann angelegt hat. An den meisten Bäumen hier sind Plaketten befestigt auf denen

Familiennamen stehen. Schön und friedlich ist es. Aber ebenfalls ein guter Ort, um ein bisschen depressiv zu sein. Meine Stimmung passt dazu und so gebe ich mich der Melancholie hin und denke an den Traum von letzter Nacht.

»Boah, Mama, ich hatte so einen schlimmen Traum. Als ich heute Morgen aufgewacht bin, war ich so sauer auf René.«

»Wieso? Was hast du denn geträumt?«

»Ich habe gesehen, wie René Casper fallen gelassen hat. Erst ist er auf einen Stuhl und dann auf den Boden geknallt. Ich bin dann hingerannt, habe ihn aufgehoben und an mich gedrückt.« Noch immer kriege ich Gänsehaut.

»Ich hasse dich! Ich hasse dich! Ich hasse dich! So habe ich René daraufhin ununterbrochen angeschrien.« Bei dem Gedanken muss ich lachen, so überzogen war das.

»Heute Morgen musste ich mich echt zusammenreißen, nicht wirklich negative Gefühle für ihn zu haben. Weil sich das so echt angefühlt hat.« Wir stehen auf und gehen weiter.

»Ich habe so Angst, dass ich Casper überlebe. Caspi, die Mami stirbt zuerst, okay? Du wirst ein ganz schönes Leben führen und ganz alt werden, versprochen?«

Vielleicht war es doch keine gute Idee, sich am heutigen Tag mit Toten zu umgeben. Der Ort, der sonst eine so beruhigende Ausstrahlung hat, setzt mir diesmal ganz schön zu. Zu oft ist meine Fantasie in den letzten Wochen mit mir durchgegangen. Ständig gehen mir Bilder durch den Kopf, was Casper alles zustoßen könnte.

Die schlimmsten Szenarien für mein Baby male ich mir aus und kriege die Bilder einfach nicht aus meinem Kopf. Ich versuche mir diese Gedanken dann zu verbieten, was mir aber nicht immer gelingt.

Anfangs dachte ich auch, ich hätte den Tiefschlaf vollkommen verlernt. Immer wieder vergewisserte ich mich, dass mein Baby noch atmet.

Wenn René ihm in der Nacht mal mit dem Ellenbogen gefährlich nahe kommt, schrecke ich sofort hoch und wehre ihn ab. Und wenn ich Zeitung lese, lasse ich Berichte aus, die von Kindern handeln, denen Furchtbares passiert ist. Ich entdecke eine ganz neue Seite an mir. Ängste nehmen Besitz von mir, die ich vorher noch nicht kannte, von nun an aber wohl zu meinem Leben dazugehören…

In diesen Wochen nimmt mein Programm wieder deutlich Fahrt auf. Die Deadline für mein Buch nähert sich in erschreckendem Tempo. Casper hat jetzt immer mehr Wachphasen, was es schwierig macht, überhaupt zu irgendetwas zu kommen. So muss ich neue Prioritäten setzen. Auf Platz 1 steht, mich morgens anzuziehen. Dicht gefolgt von Zähne putzen auf der 2 und duschen auf Platz 3.

Im Haus herrscht Chaos. Jedes Mal, wenn ich Klamotten in die nächstgelegene Ecke werfe, nehme ich mir fest vor, diese am Abend wegzuräumen, sobald der Captain im Bett ist. Zu der Zeit bin ich dann aber so geschafft, dass ich mich nur noch von stumpfem TV-Programm berieseln lassen will, bevor ich ins Bett falle.

Ja, richtig, wir haben den Abend jetzt wieder für uns, weil der Captain um 19 Uhr schlafen geht. Herrlich, mal wieder ein bisschen Erwachsenenzeit!

Ansonsten eilt Renés Mutter öfter zur Hilfe, kümmert sich um unsere Wäsche, geht mit Casper spazieren, kauft ein und kocht. Das verschafft mir Zeit für meine Arbeit und René und mir eine weitere Date-Night. Auch dieses Mal steuern wir einen Japaner an. Das Essen und die alkoholfreien Cocktails sind super und wir verstehen uns so blendend, dass es später erneut zu einem Sexversuch kommt. Zur ersten Komplikation kommt es nach etwa zehn Minuten. Da fällt mir auf, dass das Babyphone noch an ist und das Display unten bei Renés Mutter steht. Wir können nur hoffen, dass sie das Ding schon vorher ausgeschaltet hat…

Zurück zum Sex. Oder, besser gesagt, Nicht-Sex. Auch dieses Mal geht es nicht. Weinen kann ich deswegen schon nicht mehr, es nervt nur noch. Ein paar Tage später spreche ich mit meiner Physiotherapeutin darüber. Ich brauche mehr Meinungen, mehr Ratschläge, greife nach jedem Strohhalm und muss wissen, dass mein Fall »normal« ist. Ich will verstehen, warum es nicht geht. Alle sagen doch, wie toll ich untenrum verheilt bin, und trotzdem ist da diese riesengroße Diskrepanz zwischen Aussehen und Funktion.

Marei nimmt sich Zeit für mich und ich stelle eine Frage, die mir peinlich ist, mir aber schon die ganze Zeit Sorgen bereitet: »Könnte es sein, also gibt es das überhaupt, ähm, haben die mich vielleicht zu eng genäht?« Ich warte nur drauf, dass meine Physiotherapeutin loslacht, aber das tut sie nicht und antwortet stattdessen ganz sachlich: »Das gibt es schon, aber das sieht man direkt. Und bei dir ist das nicht der Fall. Ich glaube vielmehr, dass dein Körper einfach noch nicht bereit ist. Wir Frauen haben da so viele Muskeln, die von überall kommen und ineinandergreifen. Und wenn man unterbewusst noch Themen hat oder der Körper noch nicht wieder will, verschließt man sich.«

»Aber ich habe doch Lust.«

»Das ist ja auch schon mal gut. Aber so wie dir jetzt geht es wirklich ganz vielen Frauen.« Da ist es. Ich bin nicht alleine.

»Ich würde dir vorschlagen, dass du dir dich erst mal selbst wieder näherst – ohne Druck. Lern dich wieder neu kennen. Kleine Schritte. Und wenn dir mal danach ist, dann vergnüg dich mit dir alleine. Falls du einen Vibrator hast, kannst du auch das irgendwann mal ausprobieren. Es wird wieder, Lilli.

Mich selbst wieder kennenlernen? »Hallo liebe Vagina, ich bin es, deine Besitzerin, Lilli. Willst du meine Freundin sein?«

Es dauert manchmal einfach. Aber das Schöne ist, es kann nach einer Geburt auch besser und intensiver werden. Und wichtig, sprich auch mit René darüber.«

Ach Mann, immer wieder kommt etwas Neues hinzu. Ich würde lügen, wenn ich behaupten würde, dass mir das Thema Sex keinen Druck machte. Und Druck ist das, was man im Bett am wenigsten gebrauchen kann. Es wäre schöner gewesen, wenn Marei da unten einen weiteren Polypen gefunden hätte. Skalpell ansetzen und zack, weg! Was ich jetzt tun muss, ist – mal wieder – das Schwerste überhaupt. Geduld haben und loslassen. Mich wieder öffnen. Wortwörtlich.

Mich mit mir alleine vergnügen? Wie soll das gehen neben Baby und Alltagsstress? Wenn ich daran denke, spüre ich Hemmungen. Fühle mich total verklemmt. Das war ich doch aber nie. Ich muss es schaffen, über meinen Schatten zu springen und wieder eine gesunde Beziehung zu mir und meinem Körper aufzubauen – mit allem, was dazugehört.

Ich denke an René und mich. Wir waren einander so lange nicht mehr auf diese Weise nah. Das fehlt mir. Die Geburt sollte doch das Heftigste sein, nicht die Zeit danach! Das hat mir keiner gesagt! Alle kriegen Kinder und gehen nach der Geburt sofort nach Hause! Alle können sie stillen! Alle Babys schlafen durch! Alle strahlen und sehen super aus! Alle sind ruckzuck wieder auf den Beinen! Alle haben Sex! Ich will doch auch nur mal wieder eine Frau sein, eine Geliebte, und so richtig gefi… Entschuldigt die Wortwahl. Aber stimmt doch. Mir fehlt meine Sexualität.

Mal wieder fühle ich mich unvollständig und bekomme dazu immer mehr Komplexe. Was wird das alles mit unserer Beziehung machen? Zu viele Dinge, die nicht klappen, zu viele Momente, in denen ich ein negativ gestimmtes Häufchen Elend bin. Jetzt schon wieder eine Probe, die wir zusammen meistern müssen. Hört das denn nie auf?!

Der Weg zurück zur »alten« Lilli scheint plötzlich unfassbar weit. Vielleicht muss ich akzeptieren, dass es eine »neue« Lilli gibt. Geben wird. Gepaart mit paar Resten aus dem alten Leben.

Dass diese Reise so beschwerlich wird, hätte ich nie gedacht. Ich muss die Kurve kriegen und in eine Positivschleife kommen. Jetzt mache ich schon wieder Druck. Du hast auch nichts verstanden, Lilli!

Am nächsten Tag wache ich nervös auf. Ich habe mir vorgenommen, mit René zu sprechen. Die Aufregung ist umsonst. Mein Mann ist super, findet die richtigen Worte und gibt mir ein gutes Gefühl.

In der nächsten Woche nehme ich all meinen Mut zusammen. Die Jungs sind mit Schwiegermama in der Stadt Besorgungen machen. Ich habe nicht wirklich Lust und dennoch weiß ich, wie wichtig es ist, mich dem Thema zu nähern, mir zu nähern. Ich will irgendwann mein altes Leben, mein altes Selbstbewusstsein zurück und locker, lustig und leicht über Sex reden und es auch tun können. Diese verkrampfte Lilli passt nicht zu mir, außerdem kann ich sie nicht leiden. Also muss ich es angehen: Ich lege mich ins Bett und suche nach Fantasien, die mich in Stimmung bringen könnten. Es ist schwer, etwas zu finden. Fast unmöglich. So verkopft bin ich aktuell, so gar nicht frei. Meine Gedanken schweifen schnell ab. Die Probleme der letzten Wochen, der ständige Druck, all das lenkt mich auch jetzt wieder ab. Ich fühle mich gerade mehr als Mutter, nicht als Frau – was überhaupt nicht hilfreich ist.

Nach einer Weile aber gelingt es mir, bei einem Gedanken zu bleiben und mich mehr und mehr darauf einzulassen. Anfangs kommt es mir vor, als würde ich einen Fremdkörper berühren, und habe Angst, irgendwo auf einen Schmerz zu stoßen. Irgendwann aber denke ich nicht weiter nach und schaffe es für einen kurzen Moment loszulassen. Körper und Geist verschmelzen. Dann ist es vorbei. Es war zwar nicht das intensivste Gefühl, aber trotzdem bin ich extrem erleichtert. Es geht noch. Und auch anatomisch fühlte es sich das erste Mal wieder weicher und entspannter an. Kein Schmerz.

Der erste Schritt ist getan. Ein kleines Lächeln kann ich mir nicht verkneifen. Wie absurd das alles ist! Und nur, weil ich auf meine Instinkte gehört habe und mich unbedingt fortpflanzen musste. Bis ich beim Thema Sex wieder die Alte sein werde, wird es sicher noch dauern. Aber jetzt weiß ich, dass auch dieser Punkt von meiner Reparaturliste irgendwann wieder verschwinden wird.

Lichtblicke

Ich weiß nicht, wer oder was mich geritten hat, Casper und mich bei einem PEKiP-Kurs anzumelden. Würde ich nicht seit über einem Jahr keinen Alkohol mehr trinken, könnte man meinen, ich wäre hackedicht gewesen. Buchen wir es also unter Aktionismus einer Neu-Mama ein, die dachte, ihrem Kind wenigstens *eine* Unternehmung dieser Art schuldig zu sein.

Von vielen Freundinnen, die schon Erfahrungen mit diesem Babykurs gemacht haben, gab es den Rat, dass ich das Unterfangen einmal schwer bereuen würde. – Mal sehen.

Casper und ich sitzen mit Tessi und Elise vor dem Computer beim Video-Call. Die erste Stunde findet Corona-bedingt online statt. Ich gebe zu – was wahrscheinlich kaum jemanden überraschen wird –, dass ich grundsätzlich mit einer Antihaltung an solche Sachen rangehe. Oder anders ausgedrückt: Ich bin in solchen Situationen stets bereit, mich über alles und jeden kaputtzulachen. Schon klar, keine besonders gute Charaktereigenschaft, aber ich kann nicht aus meiner Haut.

Um Punkt elf Uhr begrüßte uns Gruppenleiterin Gudrun. Innerlich danke ich dem lieben Gott, dass er die Leiterin eines PEKiP-Kurses *Gudrun* genannt hatte. Es hätte nicht anders sein dürfen. Die Babys liegen vor uns auf einer Decke und strampeln munter vor sich hin – es geht los. Erstaunlicherweise kann man mehr als eine halbe Stunde über die Theorie vom Spielen und Singen mit Kindern dozieren. Das zieht Gudrun auch eiskalt durch und eröffnet den Kurs gleich mit schlechten Nachrichten. Wir würden in den nächsten Wochen, wenn es dann wieder zu Präsenzstunden im Kursraum käme, nicht singen dürfen. Was ein Downer! Das ist das Einzige an diesem Kurs, worauf ich mich seit der Adi Shakti-Erfahrung beim Schwangerschafts-Yoga gefreut hatte. Auf Grund von Corona herrsche beim Singen erhöhte Ansteckungsgefahr, erklärt sie. Besondere Situationen erfordern nun mal besondere Maßnahmen, und so wird sie – Gudrun – in den nächsten Stunden das Singen alleine übernehmen. Die Glückliche. Immerhin dürfen wir die Gesten mitmachen. Die kann uns keiner nehmen! Ansonsten werden wir darüber aufgeklärt, dass PEKiP nicht alleine etwas für Kinder sei.

»Dieser Kurs ist auch etwas ganz, ganz Tolles und Sinnvolles für die psychologische Erwachsenenbildung.«

Hm. Bevor es ans Spielen geht, sollen wir uns vorstellen und für mögliche Verabredungen mit anderen Müttern und Babys mitteilen, wo wir wohnen. Ja genau, ich bin total heiß drauf, andere Mütter zu treffen. Eine nach der anderen erzählt etwas über sich, und ich lasse Tessi bei jeder einzelnen wissen, aus welchen Gründen ich diese und jene Person niemals treffen wollen würde. »Oh ne, die will ich nicht treffen. Ich mag ihren Namen nicht. Und die ist mir zu öko. Und die davor kann ich niemals treffen, das kann ich Casper nicht antun. Oh Gott! Wie kann man seine Tochter nur Trula nennen? Casper, willst du Trula treffen? Ich glaube nicht, oder? Und was hat die hier bitte für ein schreckliches Regal im Hintergrund?! Nein, niemals!« Wir sind an der Reihe. Tessi drückt aufs Mikro, damit die anderen Teilnehmerinnen uns hören konnten. »Hallo allerseits. Ich bin Lilli und das hier ist Casper. Er ist jetzt 12 Wochen alt und wir freuen uns, hier zu sein.«

Erste Lüge. – Die verschiedenen Bildschirme winken uns fröhlich zu.

Gudrun: »Und, Lilli, wie seid ihr zu PEKiP gekommen und was wisst ihr schon so über PEKiP?« (Genug, um es zu bereuen, hier mitzumachen.) »Also, bei uns war das so: Mir wurde ungefähr von meinem ganzen Freundeskreis und all meinen Instagram-Followern herzlichst und unter ganz viel Nachdruck von PEKiP abgeraten. Leider erst, *nachdem* ich schon gebucht hatte. Ich habe nämlich so gar keine Lust, mein Kind nackt in das Pipi von anderen Kindern zu legen, und noch weniger möchte ich das Pipi anderer Kinder wegwischen und mich 60 lange Minuten mit Psycho-Müttern rumquälen.«

Das habe ich natürlich nicht gesagt. Es war Zeit für Lüge Nummer zwei. »Meine Schwägerin hat den Kurs für uns rausgesucht, weil wir nur Gutes davon gehört haben, und wir freuen uns, schöne Lieder zu lernen, zu spielen und auch andere Mütter, ähm, kennenzulernen und uns auszutauschen und, ja, also, wenn die Zeit es zulässt, vielleicht auch mal zu treffen. Das wird hier alles bestimmt total süß und aufregend.« Meine Güte, was war ich gut. Aber – puh – das hat Energie gekostet.

Gudrun scheint in jedem Fall sehr zufrieden mit uns allen: »Wunderbar. Dann können wir jetzt starten. Aber erst möchte ich euch noch jemanden vorstellen.« Für einen kurzen Moment beugt sie sich aus dem Bild, und als sie zurück ist, wiegt sie eine glatzköpfige Puppe sanft in ihren Armen.

»Das ist mein Sohn Tom.«

Die Teilnehmerinnen winken erneut höflich in die Kameras. Das ist mein Stichwort, um mich kurz außer Sichtweite zu bringen und erst mal herzhaft loszulachen. »Ebenfalls wegen Corona werde ich in den Präsenz-Seminaren eure Kinder nicht anfassen, dafür aber alles an meinem kleinen Tom demonstrieren. Heute wollen wir darüber reden, wie wir unsere Babys am besten hochheben und wieder ablegen.« Ist das ihr Ernst? Was glaubt sie denn, was wir die letzten zwölf Wochen gemacht haben?

»Mein Sohn Tom liegt jetzt hier vor mir.« Sie krault der Puppe liebevoll den Bauch. »Als Allererstes sollte das Baby gerade ausgerichtet sein. Dann nehmen wir erst mal Blickkontakt auf. Das ist auch psychologisch ganz wichtig.«

Oh Mann, wo sind wir hier nur gelandet?

Tessi und ich zetteln indes eine kleine Rebellion an und drehen Casper und Elise ungeachtet dessen, was Gudrun vorgeschlagen hat, auf die Seite, damit sie sich angucken können. Und zum ersten Mal in ihrem jungen Leben nehmen sich die beiden auch wirklich wahr und lachen einander an. Meine Schwägerin und ich stoßen Laute der Begeisterung aus. Hat sich der PEKiP-Kurs ja schon gelohnt!

Nach geschlagenen 40 Minuten lässt Gudrun endlich Gnade walten und wir dürfen

Casper und Elise werden langsam quengelig, verständlich, man hat ihnen ja auch eine Stunde spielen und singen versprochen. Stattdessen wird hier nur geredet.

endlich das erste Spielzeug in die Hand nehmen. »Jetzt nimmt sich jeder bitte ein Greifspielzeug, am besten ein rotes. Das ist die einzige Farbe, die die Babys sehen können.« Ich schnappe mir einen leichten Plastikball mit üppigen Löchern, der bei Bewegung schön rasselt, und halte ihn mittig über Caspers Bauch, so wie mir das Caspers Ergotherapeutin gezeigt hat. Aber Gudrun sieht das anders. »Auf gar keinen Fall die Spielzeuge mittig halten. Da können sie nicht von den Kindern gegriffen werden. Seitlich halten!«

»Jeder sagt dir auch immer etwas anderes«, fange ich an, mich bei Tessi zu beschweren. »Casper kann das aber schon. Guck, Tessi, hier, ich halte den Ball mittig und er greift. Siehste! Vielleicht sind die anderen Babys ja einfach nur zu dumm.«

Tessi sagt nichts. Es vergeht einige Zeit, bis mir auffällt, dass niemand mehr etwas sagt, geschweige denn macht. Alle schauen entweder in die Kamera oder blicken hilflos im Raum umher.

Dann beugt sich Tessi langsam zu mir und flüstert: »Unser Mikro ist an.« Richtig. Tessi hat Gudrun ja eben noch gefragt, ob wir nächste Woche zum Präsenz-Seminar eigenes Spielzeug mitbringen sollen. Ich beginne laut zu lachen, was ziemlich krampfig rüberkommen muss, und warte darauf, dass irgendwer miteinsteigt. Aber alle, inklusive Tessi, lassen mich hängen.

»Ach kommt, Leute, das war doch nur Spaß. Babys sind doch nicht dumm. Kinder vielleicht, aber doch keine Babys.« Lüge Nummer drei und immer noch keine Reaktion. Glücklicherweise eilt Tessi mir dann aber doch zu Hilfe. »Und wenn man jetzt gerade kein Greifspielzeug dahat, Gudrun, kann man dann noch etwas anderes nehmen?«

Unsere Kursleiterin findet ihre Sprache wieder. »Sehr gute Frage, Teresa. Wir alle haben im Haushalt ganz tolle Dinge, mit denen die Babys spielen können. Ich habe hier mal etwas mitgebracht.« Nachdem sie erst einen roten Schwamm, dann eine Wäscheklammer und einen Kochlöffel in die Kamera hält, zeigt sie uns noch einen weißen Gummiring. »Na, warum eignet sich der Gummiring eines Weckglases besonders gut als Spielzeug? Na, weiß es einer?« Nein. Gudrun erlöst uns: »Weil er sich *cool* anfühlt. Und was glaubt ihr, wie toll er sich erst im Mund anfühlt?« Ach so. Die Stunde war fast geschafft und Casper und Elise lagen im absoluten Tiefschlaf. Bevor wir uns bis nächste Woche verabschieden, soll jede von uns noch abschließend sagen, was wir aus der Stunde mitnehmen. Ich will diesmal nicht weiter unangenehm auffallen und die Gruppe mit ein wenig Humor wieder auf meine Seite ziehen. »Ich fand's echt total spannend. Casper, wie man sieht, auch, der schläft schon.«

Mein Plan ging nicht auf.
Wollten sie denn meinen
Humor nicht verstehen?!

Mir bleibt nichts anderes übrig, als mich mit einer weiteren Lüge wieder ins rechte Licht zu rücken: »Hat echt Spaß gemacht und ich freue mich schon total, euch nächste Woche persönlich kennenzulernen.«

Die Anti-Lilli muss in den nächsten Monaten aber kleinlaut zugeben, dass PEKiP zu ihrem Highlight der Woche wurde, weil die besorgte Mutter Gudrun immer Fragen stellen und sich mit anderen Müttern austauschen konnte. Außerdem ist es einfach zuckersüß und lustig, sein Kind in Interaktion mit den anderen kleinen Monstern zu beobachten.

Es ist ein verregneter Nachmittag. René ist irgendwo in der Weltgeschichte unterwegs und auch sonst hat keiner Zeit für uns. Captain Casper und ich sitzen auf der Couch, also, er sitzt auf meinem Schoß, selbstredend. Und klar, sitzen kann er natürlich noch nicht, er liegt so halb auf meinen Beinen. Wir schauen vor uns hin. Noch zwei Stunden, bis ich ihn ins Bett bringe. Mir sind die Ideen ausgegangen, was wir bis dahin noch anstellen können.

Wir lagen schon unterm Spielebogen und haben ein Buch gelesen und die verschiedenen Haptiken darin angefasst. Wir haben meine Schwester angerufen und mit unseren Cousins gefacetimt. Dann haben wir Greifen geübt, das wurde dann aber langweilig, also haben wir ein bisschen gequengelt und sind im Wohnzimmer auf und ab gegangen. Dann haben wir uns auf die Krabbeldecke gelegt und trainiert, uns zu drehen, nach 20 Minuten war das aber ziemlich anstrengend und wir waren geschafft. Unsere Stimmung ist dann gekippt, das konnten wir nur mit zwei Runden »Hoppe, Hoppe Reiter« retten. Anschließend haben wir uns die Hunde angeguckt. Irgendwann hatten weder die Hunde noch wir weiter Lust dazu, außerdem haben wir Hunger bekommen. Wir haben dann etwas gegessen und mussten danach ziemlich lange auf unser Bäuerchen warten. Als es endlich kam, haben wir uns vollgespuckt und vollgekackt. Dann haben wir uns umgezogen und uns wieder auf die Couch gekuschelt und uns ein bisschen in Babysprache unterhalten und *Bibi und Tina* gesungen. Jetzt sitzen wir hier und haben uns gerade nichts zu sagen.

Wir überlegen, den Fernseher anzumachen. Wir mögen Fernsehen, entscheiden uns aber aus vielen pädagogischen Gründen dagegen. Ich hasse die Wir-Sprache, aber ich spreche sie mittlerweile fließend. Noch circa 78 Minuten, bis wir ins Bett können.

Ich brauche definitiv mehr Mütterfreundinnen, mit denen ich unsere Kinder auf der Krabbeldecke anstarren und meine Verzückung teilen kann. Vielleicht schaue ich doch mal in unse-

rer PEKiP-WhatsApp-Gruppe vorbei und versuche Wiedergut-
machung zu leisten. Hoffentlich kommt René bald und erzählt
von seinem Tag...

Während ich viel Zeit mit Casper verbringe, kommt die Rück-
bildung, zugegeben, etwas kurz. Was kein Drama ist. Mein Beckenboden ist laut meiner Physiotherapeutin straff wie der einer
20-Jährigen. Eher muss ich drauf achten, Entspannungsübungen zu machen, um mich im Alltag nicht zu *ver*spannen. Leichter gesagt als getan. Es ist wahnsinnig schwer, Arbeit und Baby
unter einen Hut zu kriegen.

René ist noch viel da und packt mit an. In ein paar Wochen,
wenn er wieder voll arbeitet, wird es dann aber die eher klassische
Rollenverteilung geben. Mir war das von Anfang an klar, und ich
bin auch fein damit. Trotzdem habe ich weder vor, meine Pro-
jekte ganz auf Eis zu legen und nur noch Hausfrau zu sein, noch
die Erziehung meines Sohns in fremde Hände zu geben.

Oft plagt mich das schlechte Gewissen meinem Sohn gegenüber. Mein Kopf weiß, dass das Unfug ist. Ich mache alles für
Casper und würde für ihn jeder-zeit alles – einfach alles – stehen
und liegen lassen. Aber ich habe auch mir gegenüber eine Verant-

»Frau Hollunder, Sie wollen wieder mal alles«, würde Dr. N. jetzt sagen. Stimmt auch. Aber die kaltschnäuzige Lilli, die auch mit Kind stoisch ihre Ziele verfolgen wollte, ist verwässert.

wortung. Ich brauche die Arbeit in meinem Leben. Ohne Arbeit
fällt Lilli in ein Loch. Wenn neben einem Kind überhaupt noch
Zeit für Löcher ist. Ich bin sicher nicht die erste Mutter, die versucht, den Spagat zu schaffen und zwei Welten zu vereinen. Aber
es ist der nächste Kampf, der in mir stattfindet. Ich muss mit
diesem Weg, den *ich* mir ausgesucht habe, zu hundert Prozent
fein sein. Weil die Alternativen mich unglücklich machen würden: Nur zu Hause. Oder Kind bei einer Tagesmutter. – Nein,
beides keine Option.

Wie es in Zukunft funktionieren soll, weiß ich noch nicht. Aber meine Erfahrung zeigt, irgendwie geht es immer, und so anstrengend mein Programm manchmal auch ist, die Abwechslung zwischen Baby und Arbeit macht Spaß und füllt mich mit positiver Energie, die auch meinem Sohn zugutekommt. Wenn der Tag doch nur ein paar mehr Stunden hätte…

René und ich konkurrieren um die Zeit. Er nimmt Casper, wenn ich Arzttermine habe oder zur Physio muss oder wenn ich mich für einen Nachmittag zum Schreiben verziehe oder Castings mache. Ich habe den Captain, wenn René Meetings, Telkos und Workshops hat. Noch funktioniert das einigermaßen, weil René noch keine festen Bürozeiten hat. Noch nicht.

In schon wenigen Wochen wird das schwieriger. Schon jetzt sind unsere Kalender gespickt mit wichtigen Terminen und Deadlines. An Tagen, an denen das Jonglieren schwer ist, sind wir gereizt und jeder hat das Gefühl, zu kurz zu kommen und seinen Aufgaben nicht gerecht zu werden. Unsere Positionen und Wünsche müssen wir derzeit immer wieder neu verhandeln. Es ist ein Prozess, in dem wir voll drinstecken. Von Natur aus sind wir beide eher Egoisten. Und sosehr wir Casper lieben und er unsere Priorität ist, ist es schwer zu akzeptieren, dass eine Zeit angebrochen ist, in der die eigenen Dinge hintenanstehen, wir beide Abstriche machen und jeder von uns immer wieder auf dem Zahnfleisch geht. Aber wir sind auf einem guten Weg, und ich bin zuversichtlich, dass wir uns bald eingespielt haben. Ich muss eine Lösung finden, meinen Projekten nachzugehen und dabei zu 100 Prozent für mein Baby da zu sein. Ganz richtig, *ich* muss die Lösung finden.

Wir Mütter sind immer noch kein selbstverständlicher Teil der arbeitenden Gesellschaft. Wir müssen Absprachen treffen, Strukturen schaffen, organisieren, managen, kreativ werden, uns in tausend Stücke zerreißen. Erst wenn das Kind versorgt, der

Haushalt geregelt ist, Vor- und Nachteile abgewogen und alle zufrieden sind, dann kommt irgendwo dahinten auf der Liste die Frau mit ihren Bedürfnissen. Wie egoistisch von ihr. Bei einer Mutter sind es keine Karriereziele, es sind Träume, denen sie hinterherjagt. So richtig ernst genommen wird sie nicht. Oder ich taufe meine Arbeit einfach auf den Namen »Selbstverwirklichung«, das verschafft mir in der Gesellschaft vielleicht mehr Freiheiten. Selbstverwirklichung. Das Wort kotzt mich mittlerweile total an. Klingt nach einem Hobby: In ihrer Freizeit geht sie töpfern, besucht einen Malkurs und macht Pilates. Auch eine Weiterbildung schließt sie nicht aus. Für die innere Balance.

Seit drei Wochen liegt hier ein Schrieb von der Krankenkasse rum und wartet drauf, von mir ausgefüllt zu werden. Wie lange ich Elternzeit machen will? Keine Ahnung. Gar nicht? Solange ich weiter projektbezogen arbeite, wird es schon hinhauen. Hoffe ich.

Der Captain macht sich derweil toll. Er ist das Cappuccino-Baby, das ich mir immer gewünscht habe. Wir lieben es, zusammen im Café zu sitzen und Leute zu gucken. Er ist übrigens ein richtiger Brocken geworden. Die Muttermilch, die ich nach wie vor abpumpe, leistet gute Dienste. Aber das Pumpen belastet mich zunehmend. Ich verliere zurzeit Unmengen an Haar und meine Zehennägel wachsen ein, außerdem macht es mich vor allem mental fertig. Ich weiß, dass ich das nicht drei weitere Monate tun kann und werde.

Derzeit habe ich auch das Gefühl, dass ich physisch allgemein stagniere. Ich hege die Hoffnung, dass mein Körper noch mal einen Schub macht, wenn ich abgestillt habe. Hebamme Anna sagt, es sei jetzt ein guter Zeitpunkt und ich könne stolz auf mich sein, so lange durchgezogen zu haben. Das bin ich auch, und wie! Doch auch jetzt plagt mich wieder mal das schlechtes Gewissen. Ich merke, dass ich noch ein paar Wochen brauche, um es *wirklich* durchzuziehen. Obwohl ich mein oberstes Ziel erreicht habe, die ersten drei Monate für Caspers Immunsystem vollzumachen, fällt mir der Gedanke, Caspi bald keine Muttermilch mehr zu geben, sehr schwer. Immerhin steht die Pre-Milch schon im Schrank. Der Kleine ist mittlerweile auch seine Spreizhose los, strampelt wild umher und greift wie ein Großer. Bis zu seiner ersten Drehung wird es nicht mehr lange dauern.

Es ist eine tolle und aufregende Zeit, sie fordert aber natürlich auch mehr ihren Tribut als das immer schlafende Baby, das er noch vor ein paar Wochen war. Wenn René und ich an unsere Grenzen kommen, was regelmäßig passiert, überlegen wir, wie wir den Alltag verbessern könnten. Er schlägt vor, Caspi zu einer Tagesmutter zu geben, scheint aber davon auch nicht wirklich überzeugt. Für mich kommt das nicht in Frage. Ich habe doch nicht zweieinhalb Jahre auf dieses Kind gewartet, um die Erziehung in fremde Hände zu geben. Er steht immerhin schon auf Wartelisten, um mit eineinhalb Jahren in die Kita zu gehen. Und selbst, wenn meine Schwiegermutter ihn uns abnimmt, was aktuell ziemlich häufig vorkommt, damit ich schreiben kann, fühle ich mich irgendwie schlecht. Wenn ich zum Beispiel oben im Büro arbeite und ihn unten weinen höre, möchte ich sofort aufspringen und ihm zu Hilfe eilen.

Derzeit erinnere ich mich selbst immer wieder daran, mit weniger schlechtem Gewissen durch die Welt zu gehen. Ich mache meinen neuen Job als Mutter nämlich gar nicht so schlecht! Findet wohl auch meine Schwester. Sara hat vor Kurzem etwas zu mir gesagt, das mich sehr gefreut hat: »Ich finde, ihr macht das mit Casper alles echt überraschend gelassen und seid dabei noch ihr selbst.« Was ein Ritterschlag. Obwohl ich mich so oft so anders fühle. Früher war ich immer alles gleichzeitig. Jeden Tag, jede Minute. Ich war Schauspielerin, beste Freundin, witzige Schwester, passionierte Geliebte. Ich war kreativ, Sporty Spice und 1A-Hundemama. Heute habe ich oftmals keine Kraft, alles zu sein. Da bin ich dann einfach nur überforderte und todmüde Neu-Mutter. Unser Leben ist hektischer geworden und noch lange sind die Probleme, die ich seit Geburt habe, nicht vom Tisch. Und wenn sie irgendwann mal in Vergessenheit geraten, kommen sicher neue hinzu. Immer wieder diskutieren René und ich unsere neuen Rollen, nerven und lieben einander und fragen uns, wie wir das alles hinkriegen sollen. »Haben schon andere geschafft«, lautet das Motto.

Neue Gefühle, neue Konflikte, neue Verhandlungen in der Beziehung, aber vor allem mit mir selbst, das alles gehört wohl zu dieser Mutter-Nummer dazu, sollte ich mich also besser daran gewöhnen.

Am Ende des Tages hat eh mein neuer Chef das Sagen: Casper. Er gibt das Timing vor. Ihm zuliebe versuche ich, mich zu bremsen. Auf das ganze Leben betrachtet, ist es eine so kurze Zeit, in der er klein und auf seine Mutter angewiesen ist. Ihm soll es an nichts fehlen. Aber so blauäugig zu glauben, meine Interessen würden sich, nur weil ich ein Kind bekommen habe, in Luft auflösen, bin ich nicht. Ich gebe mein Bestes, sie ihm zuliebe drumherum zu bauen und passend zu machen. Dann muss auch ich auf nichts verzichten.

Zum Schluss

Ein Kind zu kriegen ist schön. Und unglaublich hart. Ja, in meinem Universum wurde es enger, aber gleichzeitig wurde es auch viel größer und schöner und funkelnder. Die wundervolle Bettina hat mal zu mir gesagt, dass manche weiblichen Körper einfach zum Kinderkriegen gemacht sind. Meiner offensichtlich nicht. Aber ich kämpfe mich schon durch und denke mir, es geht immer noch schlimmer.

Sicher gibt es die Mütter, bei denen alles rund läuft und die vom Glück geküsst sind. Die meisten anderen aber, bei denen alles ach so perfekt *aussieht*, sagen nicht die Wahrheit. Mir hat es geholfen zu wissen, dass ich mit meinen Problemen nicht alleine bin. Wir sitzen alle im selben Boot und ich kann nur wärmstens empfehlen, sich anderen Frauen gegenüber zu öffnen und die Hosen runterzulassen. Nicht zwingend wörtlich, also jeder so, wie er mag.

Ich habe mir diese Odyssee sehr viel einfacher vorgestellt und hätte nie gedacht, dass ich so viele Tränen besitze und die positive, immer gutgelaunte Lilli mal von einer neuen Seite kennenlerne. »Aber es hat sich doch gelohnt! Oder, Lilli? Wenn du Casper anschaust, weißt du doch, wofür du es gemacht hast...« Natürlich hat es sich gelohnt. Aber ganz so einfach ist es halt nicht. Man sollte sich das Projekt »Kind« wirklich gut überlegen, beziehungsweise drauf einstellen, dass man auf viele Situationen trifft, mit denen man nicht gerechnet hat und die einen mal eben kurz vom Hocker hauen. Allem voran aber bin ich unendlich dankbar, dass ich diese Reise überhaupt antreten durfte. Wie jeder weiß, ist das so gar nicht selbstverständlich.

Und Casper? Er ist jetzt schon so ein wundervoller kleiner Mensch und hätte ganz sicher ein Geschwisterchen verdient. Wenn ich die ersten Wochen nach Geburt überspringen und direkt im dritten Monat danach landen könnte, würde ich wahrscheinlich auch sofort wieder loslegen. So aber konzentriere ich mich erst mal auf das Hier und Jetzt und sehe zu, wieder auf Kurs zu kommen. Was die Zukunft bringt, oder wen, davon lasse ich mich einfach mal überraschen. Bleibt mir ja auch nichts anderes übrig...

Ein Kind verleiht dem Leben einen Sinn. Sagt man. Casper ist für mich in der Tat das Allerbeste. Aber Sinn hatte mein Leben auch schon vor ihm.

Nach wie vor habe ich größten Respekt vor den Überraschungen, die mein neues Leben für mich bereithält. Aber ich versuche ihnen mit Neugier zu begegnen und auf dieser Reise immer eine gute Portion Humor im Gepäck dabei zu haben. Das ist meine Taschenlampe in der Dunkelheit. Und wenn ich nicht weiterweiß, wird sie angeknipst und hilft mir, den für mich richtigen Weg zu finden. Oder ich rufe meine Schwester an. Ich bin stolz auf die Lilli, die bis hierher gekommen ist, und bin gespannt auf die Frau, die sie einmal wird, wenn sie groß ist.

Für Casper

Warum kriegen wir Kinder? Abgesehen von den Instinkten. Es ist in höchstem Maße egoistisch und sogleich unglaublich selbstlos. Wir entscheiden, neues Leben in die Welt zu setzen. Ungefragt, ob es überhaupt will, oder, ob es Sinn macht für einen überbevölkerten Planeten. Wir brauchen diesen Sinn, er soll uns ausfüllen, uns die Antwort liefern auf alle unbeantworteten Fragen, die uns den Schlaf rauben.

Gleichzeitig geben wir unsere Freiheiten auf und treten zurück in die zweite Reihe. Ich wollte immer Kinder, und wollte sie nie. Ich hätte gut ohne dich leben können. Aber jetzt bist du hier und liegst neben mir in deinem Bett. Du machst die merkwürdigsten Geräusche im Schlaf.
Während du trinkst, schaust du mir mit deinem durchdringenden, skeptischen Blick in die Augen. Ein Blick, der meine Welt ins Wanken bringt. Ich halte stand und schaue zurück. Unser Band ist geschmiedet.

Für immer werde ich deine Begleiterin sein, du aber nicht mein Besitz. Schon jetzt hast du so viel Verständnis für all meine Fehler und bist dankbar für alles, das ich dir nicht schenke. Ich will versuchen, dich nicht zu enttäuschen, und bin mir sicher, dass ich scheitern werde. Du vertraust mir bedingungslos, doch ich weiß, dass ich auf jedem Meter unseres gemeinsamen Weges alles tun werde, um mir dieses Vertrauen auch zu verdienen.

Die Minuten vergehen, seit du da bist, wie im Flug. Festhalten kann ich sie nicht, auch nicht verlangsamen. Noch nie habe ich mich so machtlos gefühlt gegen das Rad der Zeit. Das böse Rad der Zeit. Noch nie habe ich versucht, so bewusst jede Sekunde des Tages aufzusaugen.

»Ich liebe dich« zu sagen ist viel zu einfach. Du stellst alles auf den Kopf, erschütterst alles, das war und je kommen wird. Ich stehe da, hilflos, jede meiner Zellen auf Habt-Acht, kurz vor der Explosion, ich versuche Teil deiner noch so kleinen, jungen Welt zu sein und weiß nicht, wie mir geschieht.

Für mich

Ich will große Rollen spielen, will jede Minute in meinem Leben mit meinem Sohn verbringen, ich will einen Walhai sehen und meine Welt ein Stückchen besser machen. Ich will Feste feiern, lachen, bis ich nicht mehr kann, will heulen, als gäb's kein Morgen, will vermissen und lieben, dass es mich zerreißt.

Ich will nichts tun und alles machen, jede Frucht auf diesem Planeten probieren, will die richtigen Töne treffen, ich will nie ohne meine Liebsten sein, singen schon beim Aufstehen, will stolz auf mich sein und mich supermegatoll finden. Ich will wollen dürfen, wie ich will, und bin froh, dass ich Lilli, diese anstrengende Person, nicht heiraten muss, und kann nur hoffen, dass sich Casper nicht alles von seiner Mutter abguckt.

Ich sitze in einem Schuhgeschäft und warte auf meine Schwiegermutter, die sich zum Zahlen an die Kasse begeben hat. Casper schläft in seinem Wagen und wie immer beobachte ich meinen Sohn dabei, als hätte ich noch nie etwas Aufregenderes gesehen. Eine Frau kommt in den Laden. An ihrer Hand ein kleiner Junge im Kindergartenalter. Blonde Locken, blaue Augen. Ein richtiges Engelchen. Er sieht gar nicht mal so unsympathisch aus und ich überlege, ob sich meine Einstellung Kindern gegenüber geändert hat, jetzt, wo ich selbst Mutter bin. Sie gehen zielstrebig auf ein Schuhregal mit Ballerinas zu, als sich der Junge plötzlich losreißt.

»Ferdi, bleib hier. Komm, wir suchen der Mama jetzt ein paar schöne Schuhe aus.«

»Nein, ich will spielen.«

»Komm Ferdi, die Mama braucht Schuhe.«

»Ich will aber spielen!«

»Ferdi, bleib hier!« Ferdi geht Richtung Spielecke.

»Ferdi, komm zurück! Nein! Ferdi, du kommst hierher. Rote Ampel, Ferdi! Rote Ampel!«

Ferdi klettert auf die Rutsche und winkt seiner Mama fröhlich zu und ruft über die Köpfe der anderen Kunden hinweg: »Hallo, Mama!«

Mama antwortet liebevoll: »Hallo, Ferdi.«

Eine schöne Szene.

Es reicht *definitiv*, wenn ich mein eigenes Kind mag, denke ich und schaue zurück zu Casper.

Dank

Verrückt, es ist geschafft. Ein großer Traum geht in Erfüllung: Mein erstes Buch! Und es gibt einige Menschen, ohne die ich dieses Projekt nicht hätte realisieren können ...

Danke, Silvi! Du bist meine Inspiration: Für mich, aber auch für dieses Buch. Löwen-Mama, Karriere-Frau, beste und lustigste Trink-Partnerin und du siehst dabei immer unverschämt gut aus.

Danke an meinen Mann, der mich in all meinen Hirngespinsten unterstützt und sogar noch stolz auf mich ist. Ich liebe dich so sehr!!

Danke an meine andere große Liebe und beste Freundin, Sari, dass ich dich immer als Notizzettel benutzen darf. Ohne unser ständiges Lachen wäre ich nicht dieselbe. Und vielleicht sollte ich erwähnen, dass ich Felipe und David und deinen sexy Ehemann Juanito genauso sehr liebe wie meine eigenen Jungs.

Danke, Mama, dass du mir immer gesagt hast, wie begabt ich bin. Ohne deine Worte hätte ich sicher schon längst aufgegeben.

Danke, Papa! Du bist mein Fels in der Brandung! Ganz einfach!

Danke an Hiks, Marie und Lea und den Rest der Familie, dass ihr mich ertragt und liebt, auch wenn ich der nervigste Mensch auf der Welt bin.

Danke an meine liebe Schwiegermama Kerstin, dass du mir so oft mit Caspi geholfen hast, damit ich *dieses* Baby hier schaukeln konnte. Ohne dich hätte ich das nicht geschafft.

Ist es merkwürdig, wenn ich meinen Hunden danke? Aber ich muss es tun, weil sie doch meine ersten Kinder sind. Also Momo, Suki, ihr seid die besten Hundekinder, die man sich wünschen kann, und die besten Schwestern für Casper. Bitte beißt ihn niemals.

Danke, Astrid, meine wundervolle Pressefrau. Seit vielen Jahren gehen wir jetzt diesen Weg zusammen, und es ist gut zu wissen, dass du immer bereitstehst, um einzugreifen, und zu 100 Prozent an mich glaubst.

Danke, Tessi, so wundervoll, dass unsere kleinen Monster zusammen aufwachsen.

Danke an die medizinische Abteilung: Meinen geliebten Onkel Walter, Kubilay (nettester Mensch auf der Welt), meine wundervolle Frauenärztin Frau Dr. Böe und meine tolle Physiotherapeutin Marei dafür, dass ich euch immer mit 1 000 000 nervigen Fragen belästigen durfte.

Danke, Holger, ohne dich kein Mut, ohne Mut kein Blog, ohne Blog kein Buch.

Ein Riesendank an the one and only Oliver Schmidtlein, dass du mich vor, während und nach meiner Schwangerschaft fit hältst und mit den neuesten Workouts quälst. Keinem vertraue ich auf diesem Gebiet mehr!!

Danke, Schnicolai, dass ich dir Tag und Nacht Fragen zu Caspers Gesundheit stellen darf und ich somit besser schlafen kann.

Danke, Anna und Äxel, es macht so Spaß, mit euch an neuen Ideen rumzuspinnen!

Danke liebe Gudrun, dass du mich zu einem (heimlichen) PEKiP-Fan gemacht hast, das würde ich natürlich nie laut sagen.

Danke, Chris, für meine wöchentliche Therapiestunde in unserem herrlichen Podcast.

Danke auch, lieber Dennis Orel, für die nun schon seit einigen Jahren bestehende Zusammenarbeit und das gegenseitige Vertrauen. Du hast es einfach voll drauf!

Danke, Anja, dass du, wie schon so oft, die Hundis genommen hast, damit wir ein Baby zur Welt bringen konnten. Und ohne Baby kein Buch ... versteht sich.

Danke an meine Uschi, ich versuche mir jeden Tag ein dickes Stück von deiner positiven Lebenseinstellung abzuschneiden. Du fehlst mir so sehr.

Danke an meine Redakteurin und Erstlektorin Ariane, dass du etwas in mir gesehen und für mich gekämpft hast!!

Danke an meine Lektorin Anna, die Zusammenarbeit hat so Spaß gemacht!!

Danke an meine wundervollen Hebammen Anna und Bettina und an alle Hebammen auf diesem Planeten, ihr seid einfach »wow«!

Danke, Caspi, mein Sonnenschein, dass du meine Welt noch verrückter machst. Bitte, verzeih mir, dass ich immer ein Mädchen wollte. Ich kann es mir jetzt nicht mehr anders vorstellen, und ich gebe dich nie wieder her, mein Spatz.

IMPRESSUM

© 2021 GRÄFE UND UNZER VERLAG GmbH,
Postfach 860366, 81630 München

GRÄFE UND UNZER

Gräfe und Unzer ist eine eingetragene Marke der GRÄFE UND UNZER
VERLAG GmbH, www.gu.de

ISBN 978-3-8338-7743-8

1. Auflage 2021

Projektleitung: Ariane Hug
Lektorat: Ariane Hug, Anna Cavelius
Cover und Illustrationen inkl. Autoinnenfoto: Elsa Klever
Foto Cover: Dennis Orel
Autorinnenfoto: Oliver Reetz
Umschlaggestaltung und Layout: independent Medien-Design,
Horst Moser, München
Herstellung: Susanne Fuhrmann
Satz: Uhl + Masopust, Aalen
Repro: Longo AG, Bozen
Druck & Bindung:
Livonia Print, SIA

Syndication: www.seasons.agency

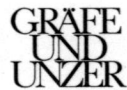

GRÄFE UND UNZER

Ein Unternehmen der
GANSKE VERLAGSGRUPPE